Anatomie und Embryologie

von Fall zu Fall

Adam Brochert, MD
Abteilung für Radiologie
Medical College of Georgia
Memorial Health University Medical Center
Savannah, Georgia

Übersetzt und bearbeitet von
Alexander Gattnarzik

1. Auflage

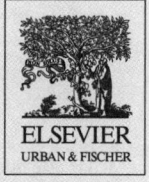

Urban & Fischer
München · Jena

Zuschriften und Kritik an:
Elsevier GmbH, Urban & Fischer Verlag, z. Hd. Andrea Wintermayr, Karlstraße 45,
80333 München

Titel der Originalausgabe:
Adam Brochert, MD, **Platinum Vignettes®: Anatomy and Embryology**,
First edition. ISBN 1-56053-581-4
© 2003, Hanley & Belfus, Inc.

Wichtiger Hinweis für den Benutzer

Die Erkenntnisse in der Medizin unterliegen laufendem Wandel durch Forschung und klinische Erfahrungen. Herausgeber und Autoren dieses Werkes haben große Sorgfalt darauf verwendet, dass die in diesem Werk gemachten therapeutischen Angaben (insbesondere hinsichtlich Indikation, Dosierung und unerwünschter Wirkungen) dem derzeitigen Wissensstand entsprechen. Das entbindet den Nutzer dieses Werkes aber nicht von der Verpflichtung, anhand der Beipackzettel zu verschreibender Präparate zu überprüfen, ob die dort gemachten Angaben von denen in diesem Buch abweichen und seine Verordnung in eigener Verantwortung zu treffen.

Wie allgemein üblich wurden Warenzeichen bzw. Namen (z. B. bei Pharmapräparaten) nicht besonders gekennzeichnet.

Bibliografische Information Der Deutschen Bibliothek

Die Deutsche Bibliothek verzeichnet diese Publikation in der Deutschen Nationalbibliografie; detaillierte bibliografische Daten sind im Internet über http://dnb.ddb.de abrufbar.

Alle Rechte vorbehalten

1. Auflage 2005
© Elsevier GmbH, München
Der Urban & Fischer Verlag ist ein Imprint der Elsevier GmbH.

Für Copyright in Bezug auf das verwendete Bildmaterial siehe Abbildungsnachweis.

Das Werk einschließlich aller seiner Teile ist urheberrechtlich geschützt. Jede Verwertung außerhalb der engen Grenzen des Urheberrechtsgesetzes ist ohne Zustimmung des Verlages unzulässig und strafbar. Das gilt insbesondere für Vervielfältigungen, Übersetzungen, Mikroverfilmungen und die Einspeicherung und Verarbeitung in elektronischen Systemen.

Planung: Dr. Dorothea Hennessen
Lektorat: Andrea Wintermayr
Redaktion: Bernhard Kaess, Florian Vilsmaier, Andrea Wintermayr
Herstellung: Peter Sutterlitte
Satz: Kösel, Krugzell
Druck und Bindung: LegoPrint, Lavis (TN)
Umschlaggestaltung: SpieszDesign, Neu-Ulm

ISBN 3-437-43970-7

Aktuelle Informationen finden Sie im Internet unter www.elsevier.de/medizinstudium

Gebrauchsanweisung

Mehr und mehr stellen Prüfer Fallgeschichten oder Patientenvorstellungen in den Mittelpunkt der Prüfung. Für Sie als Prüfling lohnt es sich daher auf jeden Fall, diese Art von Fragen zu üben.

Die „Von-Fall-zu-Fall"-Reihe ist genau dafür geschrieben worden:
- Sie erhalten einen Überblick darüber, was die Prüfer wissen wollen, und was man darauf am besten antwortet,
- Sie trainieren, wie Sie bei Anamnese und Untersuchung vorgehen und
- Sie können vor der Prüfung noch einmal alles Wichtige in kürzester Zeit wiederholen.

In jedem Buch der Reihe begegnen Ihnen 50 Patienten mit den unterschiedlichsten Erkrankungen. Jeder Patientenfall wird auf zwei, manchmal auch auf drei Seiten besprochen. Auf der ersten (der **rechten**) Seite stellt sich Ihnen der Patient mit seinen Beschwerden vor, die in der Anamnese geschildert werden. Anschließend erfahren Sie, welche Untersuchungen durchgeführt worden sind, welche Befunde sich dabei ergeben haben und welche Laborwerte gemessen wurden. Wenn Sie EKGs, Röntgenbilder o. Ä. beurteilen müssen, finden Sie dazu eine Abbildung. Manchmal werden Ihnen am Ende der Patientenvorstellung Fragen gestellt, anhand derer Sie das Thema erschließen sollen.

Jetzt wissen Sie genügend, um die Diagnose stellen und das Krankheitsbild erläutern zu können! Verderben Sie sich aber nicht den Spaß und **blättern Sie nicht gleich um,** um die Auflösung zu lesen, sondern lösen Sie den Fall selbst!

Wenn Sie Ihre Diagnose gestellt haben, finden Sie die Auflösung oben auf der zweiten (der **linken**) Seite. Auf der zweiten Seite finden Sie alle wichtigen Fakten zum Krankheitsbild bzw. zum behandelten Thema. Damit Sie Ihr Wissen strukturieren und in der Prüfung richtig vortragen können, sind die Fakten in jedem Fall ganz streng gegliedert nach Pathophysiologie, Diagnose und Therapie und Zusatzwissen, das wir „Gut zu wissen" genannt haben. Wichtige Begriffe sind fett markiert, diese müssen Sie parat haben.

Mit diesen Fällen lernen Sie anhand von Patientenvorstellungen die wichtigsten Krankheitsbilder (neu) kennen. Wenn Ihnen beim Durcharbeiten der Fälle noch Unbekanntes begegnet oder wenn Sie das Gefühl haben, dass Ihnen etwas nicht mehr geläufig ist, dann schlagen Sie auf alle Fälle im Lehrbuch nach, um sich das Hintergrundwissen anzueignen. Fett markierte Begriffe sind immer nur dann hilfreich, wenn man auch weiß, was sich dahinter verbirgt.

Im Inhaltsverzeichnis am Ende des Buches sind die Fälle der Diagnose nach aufgeführt. Wenn Sie Ihre Fälle gelöst haben, können Sie damit gezielt nach Krankheiten suchen, die Sie gerne noch einmal wiederholen möchten.

Viel Glück in den Prüfungen!

Abkürzungsverzeichnis

A.	Arteria
ACTH	adrenocorticotropes Hormon
ADH	antidiuretisches Hormon, Adiuretin
ADP	Adenosindiphosphat
AF	Atemfrequenz
AFP	Alpha-Fetoprotein
AIDS	acquired immunodeficiency syndrome
ANA	antinukleäre Antikörper
ASD	atrioseptal defect (= Vorhofseptumdefekt)
AST	Aspartat-Aminotransferase (= GOT)
ALT	Alanin-Amino-Transferase (= GPT)
AP	Alkalische Phosphatase
APC	antigenpräsentierende Zelle
ASO	Antistreptolysin-O-Titer
ATPase	Adenosintriphosphatase
AZT	Azidothymidin (ein HIV-Virustatikum)
BGA	Blutgasanalyse
BSG	Blutkörperchensenkungsgeschwindigkeit, Syn.: BKS
Ca	Calcium
cAMP	zyklisches Adenosinmonophosphat
CEA	carcino-embryonales Antigen
Chr	Chromosom
CK	Creatinkinase; besteht aus 2 Untereinheiten, die in je 2 Formen vorliegen können:
	CK-BB: Isoenzym, das vor allem im Gehirn vorkommt (brain)
	CK-MM: Isoenzym, das vor allem im Skelettmuskel vorkommt
	CK-MB: Isoenzym, das vor allem im Herzmuskel vorkommt
Cl	Chlorid
COPD	chronic obstructive pulmonary disease
CPK	Creatinphosphokinase
CRP	C-reaktives Protein
CT	Computertomographie
CTG	Cardiotokographie
DDAVP	1-Desamino-8-D-Arginin-Vasopressin (Syn.: ADH)
DHEA	Dehydroepiandrosteronsulfat
DIC	disseminated intravasal coagulation (Verbrauchskoagulopathie)
DOPA	3,4-Dihydroxyphenylalanin
EEG	Elektroenzephalogramm
EKG	Elektrokardiogramm
ELISA	enzyme-linked immunosorbent assay (Enzym-Immunoassay)
FAB-Klassifikation	Einteilungsschema der akuten Leukämien, vorgeschlagen von der French-American-British cooperative group (1976)
FDP	fibrinogen degradation products (Fibrinogen-Spaltprodukte)
Fe	Eisen
FEV_1	forcierte exspiratorische Einsekundenkapazität
FSH	follikelstimulierendes Hormon
FVC	forcierte Vitalkapazität
G-6-PD	Glucose-6-Phosphat-Dehydrogenase
GFR	glomeruläre Filtrationsrate
GI	gastointestinal
GnRH	Gonadotropin-Releasing-Hormon
GOT	Glutamat-Oxalacetat-Transaminase (= AST)
GPT	Glutamat-Pyruvat-Transaminase (= ALT)
Hb	Hämoglobin

HbA$_{1c}$	glycosyliertes Hämoglobin	NPH	neutrales Protamin HAGEDORN (Isophan-Insuline)
HCG	humanes Choriongonadotropin		
HIV	humanes Immundefizienzvirus	NSAID	Non-Steroidal Anti-Inflammatory Drug (= NSAR = ASS, Ibuprofen, Diclofenac, etc.)
Hk	Hämatokrit		
HLA	human leukocyte antigen; syn.: MHC (major histocompatibility complex) = Histokompatibilitätsantigen	NSAR	s. NSAID
		o.B.	ohne Befund
		P	Puls
		p.a.	posterior-anterior
HPV	humane Papilloma-Viren	PAS	Perjodsäure-Schiff-Reaktion; färbt v.a. Polysaccharide rot an
HVL	Hypophysenvorderlappen		
HWS	Halswirbelsäule	PCR	polymerase chain reaction (Polymerase-Kettenreaktion)
ICR	Intercostalraum		
Ig	Immunglobulin	PET	Positronen-Emissions-Tomographie
IGF	insulin-like growth factor		
i.m.	intramuskulär	p.m.	punctum maximum
i.v.	intravenös	PSA	prostataspezifisches Antigen
K	Kalium	PTCA	perkutane transluminale Coronarangioplastie (Ballondilatation der Koronarien)
KG	Körpergewicht		
KHK	koronare Herzkrankheit		
KOH	Kaliumhydroxid (Kalilauge)	PTH	Parathormon
LDH	Laktat-Dehydrogenase	PTT	Partielle Thromboplastinzeit
LDL	low-density lipoproteins	RNS	Ribonucleinsäure
LH	luteinisierendes Hormon	RP(C)R-Test	Rapid-Plasma-Reagin (-Card)-Test
Lig.	Ligamentum		
M.	Musculus	RR	Riva-Rocci (Blutdruck)
MAO-Hemmer	Monoaminooxidase-Hemmer	RSD	Respiratory distress syndrome
		RSV	Rous-Sarkom-Virus
MCH	Mean Corpuscular Hemoglobin (mittlerer korpuskulärer Hämoglobingehalt)	SIADH	Syndrom der inadäquaten ADH-Sekretion
		SSW	Schwangerschaftswoche
MCV	Mean Corpuscular Volume (mittleres Zellvolumen der Einzelerythrozyten)	STH	Somatotropes Hormon
		T	Temperatur
		TSH	Thyroidea-stimulierendes Hormon (Thyreotropin)
MRA	Magnetresonanzangiographie		
MRT	Magnetresonanztomographie	TSS	Toxic-Shock-Syndrom
N.	Nervus	V.	Vena
Na	Natrium	VDRL-Test	Veneral-Disease-Research-Laboratory-Test
NMR	nuclear magnetic resonance		
NNM	Nebennierenmark	VWF	von-Willebrand-Faktor
NNR	Nebennierenrinde	VSD	Ventrikelseptumdefekt
		ZNS	Zentralnervensystem

Laborwerte	Referenzbereiche			
Laborparameter	konventionelle Benennung	Umrechnungsfaktor	SI-Einheiten	
Angiotensin converting enzyme (ACE)	18–55 U/ml			
Albumin	3,5–5,5 g/dl	× 10	35–55 g/l	S
ADH	0–6,7 pg/ml			E
APC-Ratio	< 2,0			C
α-Amylase	70–300 U/l U: 100–2000 U/l			P/S
α$_1$-Fetoprotein	< 10 ng/ml			S
Alkalische Phosphatase (AP)	65–220 U/l			P/S
Ammoniak	m 19–80 µg/dl w 25–94 µg/dl		m 11–48 µmol/l w 15–55 µmol/l	P/S
Antithrombin	75–120%			S
Bilirubin, gesamt	0,2–1,1 mg/dl	× 17,1	3,4–18,8 µmol/l	P/S
Bilirubin, direkt	0,05–0,3 mg/dl	× 17,1	0,9–5,1 µmol/l	P/S
Bilirubin, indirekt	bis 0,8 mg/dl	× 17,1	bis 13,7 µmol/l	P/S
Blutgase (arteriell):				B
pH	7,35–7,45		7,35–7,45	
pCO$_2$	35–45 mmHg	× 0,134	4,67–6,00 kPa	
pO$_2$	65–100 mmHg	× 0,134	8,66–13,3 kPa	
Basenabweichung (BA)	–3 bis +3 mmol/l		–3 bis +3 mmol/l	
Standard-Bicarbonat	22–26 mmol/l		22–26 mmol/l	
O$_2$-Sättigung	90–96%	× 0,01	0,9–0,96	
Blutkörperchen-senkungsgeschwindigkeit (BKS)			m: 3–8 mm (1 h) 5–18 mm (2h) w: 6–11 mm (1h) 6–20 mm (2h)	C
Calcium	9,2–10,5 mg/dl U: 4,02–4,99 mmol/l	× 0,25	2,3–2,63 mmol/l U: 4,02–4,99 mmol/l	S U
CA 15-3	< 28 U/ml			S
CA 19-9	< 37,5 U/ml			S
CA 72-4	< 6,7 U/ml			S
Carcino-embryonales Antigen (CEA)			2,5–10 µg/l	S
Chlorid	98–112 mmol/l U: 6–6,3 g/d		98–112 mmol/l U: 169–178 mmol/d	P/S U
Cholesterin, gesamt	120–200 mg/dl	× 0,026	3,1–5,2 mmol/l	P/S
Cholinesterase (CHE)	3000–8000 U/l			S
C3-Komplement	0,55–1,2 g/l	× 100	55–120 mg/dl	S
C4-Komplement	0,2–0,5 g/l	× 100	20–50 mg/dl	S
Coeruloplasmin	15–60 mg/dl		0,94–3,75 µmol/l	S
Cortisol (Basalwert zwischen 8 u. 9 Uhr)	10–25 µg/dl			
C-Peptid	0,37–1,2 nmol/l	× 2,975	1,1–3,6 µg/l	S
C-reaktives Protein (CRP)	< 0,005 g/l	× 100	< 0,5 mg/dl	P/S
Creatinin-Clearance	80–160 ml/min			
Creatinin	0,5–1,2 mg/dl	× 88,4	44–106 µmol/l	S
Creatinkinase (CK)	bis 80 U/l			P/S
Creatinkinase–Isoenzym MB (CK-MB)	< 10 U/l, max. 6% der Gesamt-CK			P/S
CYFRA 21-1	< 1,5 ng/ml			S
D-Dimer (Fibrinogen-Spaltprodukte)	< 250 ng/ml			
Differentialblutbild:				E
stabkernige Granulozyten	3–5%			
segmentkernige Granulozyten	50–70%			
eosinophile Granulozyten	2–4%			
basophile Granulozyten	0–1%			
Monozyten	2–6%			
Lymphozyten	2–6%			
	25–45%			
Eisen (Fe)	m: 80–150 µg/dl w: 60–140 µg/dl		m: 14,3–26,9 µmol/l w: 10,7–25,1 µmol/l	S
Eiweißelektrophorese:				S
Albumin	45–65%		36–50 g/l	
α$_1$-Globulin	2–5%		1–4 g/l	
α$_2$-Globulin	7–10%		5–9 g/l	
β-Globulin	9–12%		6–11 g/l	
γ-Globulin	12–20%		8–15 g/l	
Erythropoietin	6–21 U/l			S/P
Erythrozyten	m: 4,6–5,9 Mio./µl w: 4,0–5,2 Mio./µl		m: 4,6–5,9 T/l w: 4,0–5,2 T/l	E
Ferritin	30–200 µg/l		30–200 nmol/l	S
Fibrinogen	200–400 mg/dl	× 0,03	5,88–11,76 µmol/l	P
Fibrinogenspaltprodukte	< 5 µg/ml			S
Folsäure	3–15 ng/ml			P
Gesamteiweiß	6–8,4 g/dl	× 10	60–84 g/l	S
Glucose	70–100 mg/dl	× 0,056	3,89–5,55 mmol/l	B/P/S
γ-Glutamyl-Transferase (γ-GT)	m: 6–28 U/l w: 4–18 U/l			S
Glutamat-Oxalacetat Transaminase (GOT) = Aspartat-Amino-Transferase (AST)	m: bis 18 U/l w: bis 15 U/l			S
Glutamat-Pyruvat-Transaminase (GPT) =	m: bis 22 U/l w: bis 17 U/l			S

Laborwerte	Referenzbereiche		
Laborparameter	**konventionelle Benennung**	**Umrechnungsfaktor**	**SI-Einheiten**
Alanin-Amino-Transferase (ALT)				E
glycosyliertes Hämoglobin (HbA$_{1c}$)	4–6% des Gesamthämoglobins	× 0,01	
Hämatokrit	m: 41–50% w: 37–46%		0,41–0,50 0,37–0,46	E
Hämoglobin	m: 14–18 g/dl w: 12–16 g/dl	× 0,62	m: 8,69–11,16 mmol/l w: 7,45–9,93 mmol/l	E
Haptoglobin	20–204 mg/dl	× 0,01	0,2–2,04 g/l	S
Harnsäure	2,6–6,4 mg/dl	× 60	155–384 µmol/l	S
Harnstoff N	4,7–24 mg/dl	× 0,35	1,7–8,6 mmol/l	S
Harnstoff	10–55 mg/dl	× 0,17	1,7–9,3 mmol/l	S
HDL-Cholesterin	> 50 mg/dl	× 0,026	1,3 mmol/l	S
HCG:	Männer < 5 U/l Frauen (nicht schwanger) < 5 U/l			S S
Homocystein	3–13 µmol/l (w), 5–15 µmol/l (m)			E
INR (International Normalized Ratio)				C
Insulin (nüchtern)	3–17 mU/l			S
Kalium	S: 3,5–5,0 mmol/l U: 61–79 mmol/d		S: 3,5–5,0 mmol/l U: 61–79 mmol/d	S U
Kupfer	m: 70–140 µg/dl w: 85–155 µg/d	× 0,16	m: 11–22 µmol/l w: 13,4–24,4 µmol/l	S
Lactat	< 2,4 mmol/l			
Lactat-Dehydrogenase (LDH)	140–290 U/l			S
LDL-Cholesterin	< 150 mg/dl	× 0,026	< 3,87 mmol/l	S
Leukozyten	4000–10000/µl		4–10 U/l	E
Lipase	30–180 U/l			S
Lipoprotein (a)	< 30 mg/dl			S
Liquorpunktion:				
Druck	15–25 cm H$_2$O (im Sitzen) 7–18 cm H$_2$O (im Liegen)			
Zellzahl	< 12/3 (< 4/µl)			
Protein	< 45 mg/dl			
Glucose	50–75 mg/dl			
Basisches Myelinprotein	0–4 µg/l			
orale Glucose-Belastung (75 g Glucose oral)	60 min: 200 mg/dl 120 min: 140 mg/dl	× 0,056	60 min: 11,1 mmol/l 120 min: 7,8 mmol/l	B/S/P
MCH = HbE (mittl. Hb-Gehalt des einzelnen Erythrozyten)	27–34 pg	× 0,062	1,67–2,1 mmol/l	E
MCHC (mittl. HB-Konz. der Erythrozyten)	30–36 g Hb/dl Ery	× 0,63	19–22 mmol/l	E
MCV (mittl. Erythrozytenvolumen)	80–100 µm³	× 1	80–100 fl	E
Myoglobin	< 76 ng/ml (w), < 92 ng/ml (m)			S
Natrium	135–150 mmol/l U: 120–220 mmol/d	× 1	135–150 mmol/l	S
NSE (neuronspezifische Enolase)	< 16,5 µg/l			S
Osmolalität	280–300 mosm/kg		280–300 mosm/kg	S
Partielle Thromboplastinzeit (PTT)	23–35 sec			P
Phosphor, anorganisch	2,5–5 mg/dl	× 0,32	0,8–1,6 mmol/l	S
Plasmathrombinzeit (PTZ)	14–21 sec			P
Prolactin	< 15 ng/ml < 20 ng/ml bei Frauen in der Lutealphase			S/P
PSA (prostataspezifisches Antigen)	0–4 ng/ml			S
PTH	10–65 pg/ml			S
Retikulozyten	4–15‰		20 000–75 000/µl	E
Theophyllin	8–20 mg/l			S
Thromboplastinzeit (Quick-Test)	70–120%			P
Thrombozytenzahl	150–350 × 10³/µl		150–350 U/L	E
Thyreotropin (TSH) und TRH-Test	basal: 0,3–3,5 mU/l 30 min nach Injektion von 200 mg TRH: Anstieg > 2,0 mU/l			S
Thyroxin (T$_4$)	5–12 µg/dl		65–155 nmol/l	S
freies Thyroxin (FT$_4$)	1,0–2,3 ng/dl		13–30 pmol/l	S
Transferrinsättigung	15–45%			S
Trijodthyronin (T$_3$)	90–200 ng/dl		1,38–3,10 nmol/l	S
TBG	16–27 mg/dl			S
Transferrin	200–400 mg/dl	× 0,01	2,0–4,0 g/l	S
Triglyceride	74–160 mg/dl	× 0,011	0,84–1,82 mmol/l	S
Troponin I	< 0,5 ng/ml			S
Troponin T	< 0,1 ng/ml			
Vitamin B$_{12}$	> 250 pg/ml		229–812 pmol/l	S
Vitamin D	700–3100 U/l			S

B = Vollblut   C = Zitratblut   E = EDTA-But   P = Plasma   U = Urin
m = männlich   w = weiblich

Aus: Classen/Diehl/Kochsiek: Innere Medizin, 5. A. Urban & Fischer 2003

Anatomie und Embryologie

Fall 1

Anamnese

Eine 42-jährige Frau stellt sich in Ihrer Praxis vor. Sie klagt über Kopfschmerzen und Verwirrtheit. Ihre bisherige Krankengeschichte ist unauffällig, und sie nimmt keine Medikamente ein.

Körperliche Untersuchung

Die Vitalfunktionen sind normal. Es sind keine umschriebenen neurologischen Ausfallserscheinungen festzustellen, aber die Patientin ist verwirrt und desorientiert.

Weitere Untersuchungen

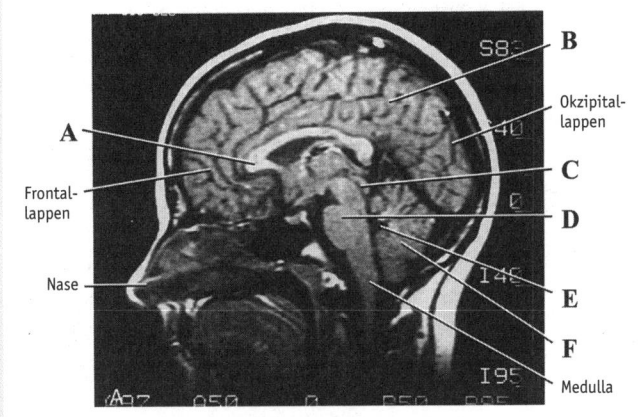

Abb. 1.1: MRT des Gehirns sagittal.

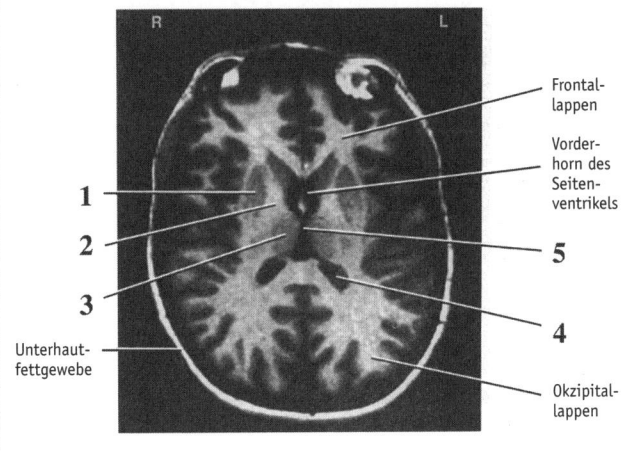

Abb. 1.2: MRT des Gehirns axial.

Beide aus: Mettler, F.A. Jr.: „Head and soft tissues of the neck." In: Essentials of Radiology. Philadelphia, W.B. Saunders, 1996; mit Genehmigung.

Fragen

- Wie heißen die Strukturen, die im sagittalen MRT mit A–F gekennzeichnet sind?
- Wie heißen die Strukturen, die im axialen MRT mit 1–5 gekennzeichnet sind?

Thema: Das Gehirn im MRT

Diskussion

Das MRT ist das empfindlichste und genaueste bildgebende Verfahren für die Diagnose der meisten Krankheiten des zentralen Nervensystems. Man kann axiale, sagittale und koronare Aufnahmen anfertigen. An MRTs lassen sich anatomische Kenntnisse der Neuroanatomie gut abfragen.

Anatomie

Im sagittalen Bild sieht man zwischen dem Frontallappen und dem Okzipitallappen den Parietallappen (B). Das **Corpus callosum** (A) verbindet die beiden Hirnhälften. Unterhalb der Hirnhälften liegt das Zwischenhirn mit dem *Thalamus* (3) und dem *Hypothalamus*. Nach kaudal folgen das Mittelhirn (*Mesencephalon*, auf der Höhe von C), die Brücke (*Pons*, D) und die *Medulla*. Das Kleinhirn (*Cerebellum*, F) liegt hinter dem Hirnstamm und unter dem **Tentorium cerebelli**.

Das Ventrikelsystem enthält die paarigen *Seitenventrikel*, die neben der Mittellinie innerhalb der Hirnhälften liegen (4 = Atrium des linken Seitenventrikels). Die Seitenventrikel stehen in der Mittellinie mit dem *dritten Ventrikel* (5) über die **Foramina Monroi** in Verbindung. Der dritte Ventrikel trennt die Thalami. Der **Aquaeductus cerebri** (C) verbindet den dritten mit dem *vierten Ventrikel* (E) und liegt zwischen dem Pedunculus cerebri (genauer gesagt dem *Tegmentum*) und dem *Tectum* (mit den Colliculi superiores und inferiores) des Mittelhirns. Viele Fasern, die zu den Hirnhälften hin und von ihnen weg führen, ziehen durch die **Capsula interna** (2), die zwischen dem *Nucleus caudatus* (neben dem Vorderhorn des Seitenventrikels) und den mehr medial gelegenen *Putamen* (1) und *Globus pallidus* liegt. Putamen und Globus pallidus werden auch als **Nucleus lentiformis** bezeichnet.

Gut zu wissen

Der Liquor wird hauptsächlich vom Plexus choroideus der Ventrikel gebildet. Er kann den vierten Ventrikel, der zwischen Pons und Cerebellum liegt, über das in der Mittellinie liegende Foramen **Magendii** oder die lateralen Foramina **Luschkae** verlassen. Von dort fließt er in den *Subarachnoidalraum* und umgibt Rückenmark und Hirn. Die **Arachnoidalzotten** sind Ausstülpungen der weichen Hirnhäute (Leptomeninx) durch die harte Hirnhaut (Dura mater) in die Sinus durae matris. Dadurch kann der Liquor ins Blut diffundieren. Während täglich etwa 500 ml Liquor produziert werden, kann der Subarachnoidalraum nur 150 ml fassen.

Anatomie und Embryologie

Fall 2

Anamnese

Ein 8 Monate altes afroamerikanisches Mädchen wird von seinem Babysitter in Ihre Praxis gebracht. Es ist nervös, und die Temperatur ist leicht (subfebril) erhöht. Der Babysitter berichtet, dass das Kind bisher immer gesund war und keine Medikamente bekommen hat. Die Geburt war unkompliziert. Obwohl in den Familien der Mutter und des Vaters Fälle von Anämie bekannt sind, ist keiner der Elternteile der Patientin daran erkrankt. Das Mädchen ist in letzter Zeit nicht auf Reisen gewesen und war keinen Giften ausgesetzt.

Körperliche Untersuchung

Die Patientin erscheint gesund, aber nervös bei normaler Größe und normalem Körpergewicht. Die Untersuchung ergibt eine leichte Blässe der Schleimhäute sowie geschwollene und druckempfindliche Hände und Füße (Daktylitis).

Labor

Hb: erniedrigt
Hk: erniedrigt
Thrombozyten: normal
Prothrombinzeit nach Quick: normal
Peripherer Blutausstrich: s. Abb. 2.1

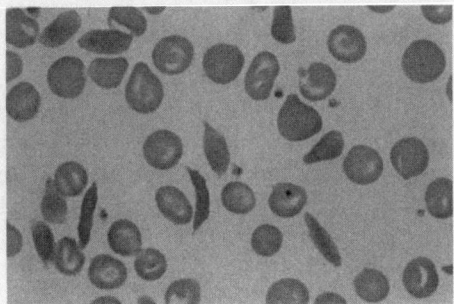

Abb. 2.1: Peripherer Blutausstrich.
Aus: Wood M.E. (ed.): Hematology/Oncology Secrets, 2nd edition. Philadelphia, Hanley & Belfus, 1999; mit Genehmigung.

Fragen

- Was zeigt der periphere Blutausstrich?
- Was ist die Ursache dafür?

Diagnose: Sichelzellanämie

Diskussion

Im peripheren Blutausstrich zeigen sich die typischen Sichelzellen. Die Sichelzellanämie ist eine klassische erbliche Hämoglobinopathie, bei der strukturell abnorme Hämoglobinketten gebildet werden. Bei der autosomal-rezessiv vererbten Sichelzellanämie führt die Mutation in der β-Globinkette zur Bildung von Hämoglobin S. Zugrunde liegt eine Punktmutation, die zum Austausch von Valin statt Glutaminsäure in Position 6 der β-Hämoglobinsäure führt. Wenn Hämoglobin S desoxidiert wird, ändert sich seine Struktur, die Hämoglobin-S-Proteine verklumpen, und die Erythrozyten nehmen die typische Sichelzellform an. Es kommt zu einer hämolytischen Anämie, da die Sichelzellen in den Sinusoiden der Milz abgebaut werden. Die mittlere Überlebenszeit der Erythrozyten nimmt von 120 Tagen (normal) auf 20 Tage (Sichelzellen) ab.

Befunde

Bei einer Erkrankung, Dehydratation oder einem pH-Abfall werden die roten Blutkörperchen von Patienten mit Sichelzellanämie sichelförmig. Der Abbau der roten Blutkörperchen in der Milz führt zu einer **chronischen Anämie** (mit **Retikulozytenvermehrung** bei normaler Knochenmarksfunktion), Hyperbilirubinämie und *Gallen-(Pigment-)Steinen*. Die akute Sichelzellkrise geht mit starken Schmerzen einher und resultiert aus Gefäßverschlüssen oder Mikroinfarkten im Gewebe (z.B. Knochennekrose oder Niereninfarkt, **Schlaganfall**, pleuritische Beschwerden, *Priapismus*, **Daktylitis**, Ischämie von Abdominalgefäßen). Im peripheren Blutausstrich sieht man die klassischen Sichelzellen.

Therapie

Die Patienten haben oft bis zum vierten bis sechsten Lebensmonat keine Symptome. Dann nimmt die Konzentration an fetalem Hämoglobin ab und die Konzentration von Hämoglobin S steigt. Die Therapie ist in erster Linie symptomatisch. In einigen Fällen kann Hydrierung die Sichelzellform der roten Blutkörperchen rückgängig machen. Weil die Krankheit autosomal-rezessiv vererbt wird, ergibt sich für die Eltern in diesem Fall eine 25 %ige Wahrscheinlichkeit, dass sie noch ein erkranktes Kind bekommen, weil keiner von beiden an Sichelzellanämie erkrankt ist. Beide sind wahrscheinlich **„stille" Träger.**

Gut zu wissen

Die Patienten haben anfangs eine Splenomegalie, schließlich kommt es zu einem Autoinfarkt und einer Fehlfunktion der Milz. Dadurch erhöht sich das Infektionsrisiko gegenüber **„bekapselten"** Bakterien (z.B. *Haemophilus influenzae, Streptococcus pneumoniae, Neisseria meningitidis*).
Ein klassischer Erreger der **Osteomyelitis** bei Patienten mit Sichelzellanämie ist *Salmonella*. Eine aplastische Krise (akutes Knochenmarksversagen) bei Patienten mit Sichelzellanämie kann durch eine Infektion mit Parvovirus B19 hervorgerufen werden.

Anatomie und Embryologie

Fall 3

Anamnese

Eine 20-jährige Frau kommt beunruhigt in Ihre Praxis. Sie glaubt, dass bei ihr „etwas nicht in Ordnung" sei, weil sie bisher noch keine Menstruation hatte. Im Alter von sechs Monaten war die Patientin wegen einer schweren Verengung der Aorta operiert worden (Aortenstenose). Ansonsten ist ihre bisherige Krankengeschichte unauffällig. Sie nimmt keine Medikamente. Auch die Familienanamnese ist unauffällig. Die Patientin hatte bisher noch keinen Geschlechtsverkehr.

Körperliche Untersuchung

Die Patientin ist 151 cm groß und hat beidseits eine frontale Hautfalte im Halsbereich (zwischen Mastoid und Akromion). Sie stellen auch einen tiefen Haaransatz im Nacken fest und einen breiten Thorax mit weit auseinander stehenden Brustwarzen. Die Herztöne sind normal, die Auskultation der Lungen ist unauffällig. Die Entwicklung der sekundären Geschlechtsmerkmale ist auf vorpubertärem Stand. Die gynäkologische Untersuchung ergibt einen außergewöhnlich kleinen Uterus. Neurologische Ausfälle sind nicht festzustellen.

Labor/weitere Untersuchungen

Hb: normal
Leberfunktionstests: normal
FSH: erhöht
TSH: normal
Abstrich der Wangenschleimhaut: keine Barr-Körperchen zu identifizieren
Sonogramm des Beckens: kleine „strangförmige" Ovarien beidseits.

Fragen

- Worunter leidet diese Patientin?
- Was ist ein Barr-Körperchen?

Diagnose (Ullrich-)Turner-Syndrom

Diskussion

Das Turner-Syndrom ist eine chromosomale Erkrankung, die **Frauen** betrifft. Klassischerweise fehlt ein X-Chromosom (Karyotyp *45,X0*), obwohl auch genetische Mosaike, Isochromosomen, Deletionen oder Ringbildungen eines einzelnen X-Chromosoms diese Erkrankung verursachen können. Da auf dem fehlenden X-Chromosom entscheidende Gene für die Geschlechtsentwicklung liegen, kommt es bei Patientinnen mit Turner-Syndrom zu einer **gestörten Entwicklung der Geschlechtsorgane.** Die Entwicklung bleibt auf einem vorpubertären Stadium stehen. Folgende Entwicklungsstörungen liegen häufig vor:
- Aortenstenose
- Kleinwuchs (bis 152 cm)
- Tiefer Haaransatz im Nacken
- Frontale Hautfalte im Halsbereich (Pterygium colli)
- Breiter Thorax mit weit auseinander stehen Mamillen
- Cubitus valgus („X-Stellung" des Ellbogens, d.h. nach außen offener Winkel in Supinationsstellung).

Die häufigsten Ursachen der *Aneuploidie* (numerische Chromosomenaberration) sind **Non-Disjunction** (ein Chromosomen- bzw. Chromatidenpaar trennt sich während der ersten bzw. zweiten meiotischen Teilung nicht) und **Störungen der Anaphase.** Das bedeutet, dass sich ein Chromosom (Meiose) oder ein Chromatid (Mitose) im Verhältnis zu den anderen Chromosomen bzw. Chromatiden zu langsam bewegt und aus dem Zellnukleus ausgeschlossen wird.

Befunde

Klassischerweise stellen sich Patientinnen mit Turner-Syndrom wegen ihrer primären **Amenorrhö** (im Alter von 16 Jahren noch keine Menstruation) oder **Infertilität** vor. Häufig wird die Diagnose allerdings bereits vor oder kurz nach der Geburt gestellt. Zu den klassischen körperlichen Zeichen gehören angeborene Schwellungen im Halsbereich aufgrund eines Lymphödems (**Hygroma cysticum colli),** das Stehenbleiben der sexuellen Entwicklung auf vorpubertärem Niveau mit spärlichem Schamhaarwuchs, Ausbleiben der Brustentwicklung, kleinem Uterus und *„strangförmigen"* (kleinen funktionsuntüchtigen) Ovarien. Weil der Hypothalamus und die Hypophyse die Ovarien zu stimulieren versuchen, kommt es zu einer *Erhöhung des Gonadotropin-(FSH-)Spiegels.*

Therapie

Defekte während der Embryonalentwicklung (z. B. Aortenverengung oder Hygroma cysticum colli) können eine operative Behandlung erforderlich machen. Das Intelligenzniveau ist in der Regel normal, allerdings ist das Risiko einer geistigen Entwicklungsverzögerung erhöht.

Gut zu wissen

Unter einem Barr-Körperchen versteht man eine verdichtete Chromatinmasse, die einem inaktivierten X-Chromosom entspricht. Männer (XY) und Patientinnen mit Turner-Syndrom (X0) haben keine Barr-Körperchen, gesunde Frauen (XX) dagegen schon, da nur diejenigen, die mehr als ein X-Chromosom besitzen (auch Männer mit Klinefelter-Syndrom [XXY]) es sich „leisten" können, ein X-Chromosom zu inaktivieren. Nur ungefähr die Hälfte der Zellen, die mehr als ein X-Chromosom besitzen, haben Barr-Körperchen.

Anatomie und Embryologie

Fall 4

Anamnese

Eine Mutter bringt ihr Neugeborenes in die Praxis, weil das Kind „blau" sei. Das Kind kam vor einer Woche bei einer Hausgeburt ohne Komplikationen auf die Welt, es ist zum ersten Mal beim Arzt. Die Mutter behauptet, ihr Kind habe eine dunkelblaue Hautfarbe, besonders im Gesicht und um die Lippen herum. Sie möchte wissen, ob das normal ist. In der Familienanamnese gibt es keine Auffälligkeiten.

Körperliche Untersuchung

Das Kind ist zyanotisch, besonders im Gesichtsbereich und an den Schleimhäuten. Bei der Auskultation hören Sie links parasternal ein lautes systolisches Herzgeräusch. Bei der Untersuchung ergibt sich, dass das Kind hypoxisch ist.

Labor/weitere Untersuchungen

Hb: normal
MRT des Herzens: s. Abb. 4.1.

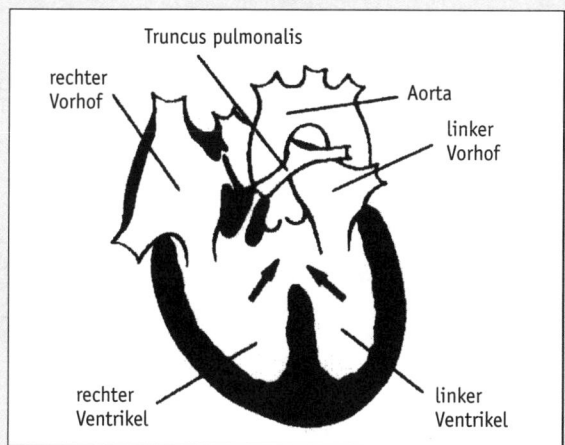

Abb. 4.1: MRT des Herzens (schematisch). Hypertrophie des rechten Ventrikels und abnormale Lage der kardiovaskulären Strukturen.

Modifiziert nach: Schoen F. J: „The heart." In: Cotran, R. S. et al. (eds.): Robbins Pathologic Basis of Disease, 5th edition. Philadelphia, W. B. Saunders, 1994.

Fragen

- Um welchen angeborenen Herzfehler handelt es sich?
- Beschreiben Sie die Komponenten dieser Anomalie.
- Warum ist das Kind zyanotisch?
- Können Sie andere angeborene Herzfehler nennen, die ebenfalls eine Zyanose verursachen?

Diagnose: Fallot-Tetralogie

Diskussion

Die Fallot-Tetralogie sie besteht aus vier (tetra = vier) klassischen Anomalien, die Ursache ist noch nicht im Einzelnen aufgeklärt:
- Pulmonalstenose
- Ventrikelseptumdefekt (VSD)
- rechtsventrikuläre Hypertrophie
- „reitende" Aorta, d.h. die Aorta entspringt über dem Ventrikelseptumdefekt und erhält Blut aus beiden Ventrikeln.

Wegen der Pulmonalstenose und der Unterentwicklung der pulmonalen Ausstrombahn kann das Blut nicht in normalem Maß aus dem rechten Ventrikel in die Lungen fließen. Dies führt zu der rechtsventrikulären Hypertrophie, da das Herz gegen den erhöhten Widerstand arbeitet. Der VSD (die Pfeile in der Abb. zeigen auf den fehlenden oberen Teil des Ventrikelseptums) und die reitende Aorta führen dazu, dass sich sauerstoffarmes und sauerstoffreiches Blut aus dem rechten und dem linken Ventrikel mischen. Daraus resultiert eine Zyanose unterschiedlicher Ausprägung.

Befunde

Die Kinder sind klassischerweise **zyanotisch** und **hypoxisch.** Die Fallot-Tetralogie ist der häufigste unter den zyanotischen angeborenen Herzfehlern bei Kindern im Alter von ein bis zwei Jahren. Das **systolische Herzgeräusch** wird durch den VSD hervorgerufen, es handelt sich um ein pansystolisches Geräusch, das man am besten am linken unteren Sternalrand auskultieren kann.

Diagnose und Therapie

Die Diagnose wird durch bildgebende Verfahren gestellt, in der Regel durch eine Ultraschalluntersuchung (Echokardiogramm). Die Therapie erfolgt operativ.

Gut zu wissen

Ursachen von zyanotischen angeborenen Herzfehlern („5 T"):
1. *Transposition der großen Arterien:* Die Aorta entspringt aus dem rechten und die Pulmonalarterie aus dem linken Ventrikel. Da der Körper- und der Lungenkreislauf getrennt sind, ist ein Überleben nur möglich, wenn ein Shunt vorliegt: Ein VSD, ein offenes Foramen ovale oder ein offener Ductus arteriosus (Shunt) müssen vorliegen, damit sich sauerstoffreiches und sauerstoffarmes Blut mischen können.
2. *Trikuspidalatresie:* Die Trikuspidalklappe fehlt aufgrund eines Entwicklungsdefekts. Damit die Kinder überlebensfähig sind, muss wie bei der Transposition der großen Arterien ein Shunt vorliegen.
3. *Truncus arteriosus:* Defekt im Septum aorticopulmonale, das die Aorta und den Truncus pulmonalis trennt. Es resultiert eine einzelne Arterie, die Blut aus beiden Ventrikeln erhält. In der Regel liegt auch ein Defekt im oberen Ventrikelseptum vor.
4. *Totale Lungenvenenfehleinmündung:* Die Lungenvenen münden nicht in den linken Vorhof, sondern entweder in die obere bzw. die untere Hohlvene oder den rechten Vorhof.
5. *Fallot-Tetralogie.*

Anatomie und Embryologie

Fall 5

Anamnese

Ein 36-jähriger Mann klagt über Kopfschmerzen und Sehstörungen, die vor ein paar Wochen begonnen hätten und langsam schlimmer geworden seien. Der Patient berichtet außerdem über eine zunehmende Verkleinerung seines peripheren Gesichtsfeldes, aber nicht über Doppelbilder oder Sehverschlechterung.

Die Kopfschmerzen seien dumpf und generalisiert und morgens heftiger. Der Patient hat weder Fieber noch einen steifen Hals, auch keine Wahrnehmungseinschränkung oder Muskelschwäche. Bis vor ein oder zwei Monaten fühlte er sich noch gesund, bis dahin war seine Krankengeschichte unauffällig. Der Patient nimmt keine Medikamente ein, raucht nicht und trinkt keinen Alkohol. Die Familienanamnese ist unauffällig.

Körperliche Untersuchung

Der Patient ist in gutem Allgemeinzustand. Die Untersuchung der Augen ergibt normale Augenbewegungen, aber der Patient hat beidseitig ausgedehnte laterale Gesichtsfeldausfälle. Die Pupillen sind symmetrisch und der Akkommodations- und der Lichtreflex sind normal. Bei der Untersuchung der Brust stellen Sie fest, dass beide Mamillen Sekret absondern. Der Patient sagt, dies habe vor ein paar Monaten begonnen. Der Untersuchungsbefund des Abdomen und des Skelettsystems ist unauffällig. Neurologische Störungen sind nicht festzustellen.

Labor

Hb: normal
Leukozyten: normal
Prolaktinspiegel: deutlich erhöht

Fragen

- Was ist die Ursache für diese Symptome und Befunde?
- Wie würden Sie die Gesichtsfeldeinschränkungen des Patienten beschreiben?
- Können Sie andere Arten von Gesichtsfeldausfällen nennen? Wo liegen die entsprechenden Läsionen, die sie verursachen?

Diagnose: Bitemporale Hemianopsie aufgrund eines Hypophysenprolaktinoms

Tab. 5.1: Gesichtsfeldausfälle und Lokalisation der Läsion.

Gesichtsfeldausfall	Lokalisation der Läsion
Rechtsseitige Anopsie (einäugige Blindheit)	Rechter Nervus opticus
Bitemporale Hemianopsie	Chiasma opticum (klassischerweise aufgrund eines Hypophysentumors)
Homonyme linksseitige Hemianopsie	Rechter Tractus opticus
Obere linksseitige Quadrantenanopsie	Rechte Sehstrahlung im rechten Temporallappen
Untere linksseitige Quadrantenanopsie	Rechte Sehstrahlung im rechten Parietallappen
Homonyme linksseitige Hemianopsie mit Aussparung der Macula	Rechter Okzipitallappen (aufgrund einer Verlegung der A. cerebri posterior)

Aus: Brochert, A.: Crush Step 3. Philadelphia, Hanley & Belfus, 2001, p. 7; mit Genehmigung.

Diskussion

Die *bitemporale Hemianopsie* ist die klassische Läsion der Sehbahn, oft verursacht durch ein Hypophysenadenom, das hormonaktiv oder -inaktiv sein kann. Die Gegenstände, die wir sehen, kreuzen auf die gegenüberliegende Hälfte der Retina (z.B. projiziert das laterale Gesichtsfeld auf die mediale, d.h. nasale Hälfte der Retina). Die aus den *medialen Hälften der Retina kommenden Sehnervenfasern kreuzen im Chiasma opticum,* während die aus den lateralen Hälften der Retina kommenden Sehnervenfasern ungekreuzt verlaufen. Das erklärt, weshalb beide lateralen Gesichtsfelder durch eine Läsion im Chiasma opticum betroffen sind, während eine homonyme Hemianopsie durch eine Läsion des Tractus opticus verursacht wird.

Befunde

Hypophysentumoren bringen in der Regel endokrine Folgeerscheinungen mit sich. Das typischste hormonaktive Hypophysenadenom ist das **Prolaktinom**. Es kann eine *beidseitige, klare oder milchige Mamillensekretion* und bei Frauen Menstruationsstörungen verursachen. Andere Adenomen können unterschiedliche Hormone mit nachfolgenden endokrinen Effekten sezernieren: Thyroidea-stimulierendes Hormon (TSH), Wachstumshormon oder adrenokortikotropes Hormon (ACTH). Hypophysentumoren können auch Symptome nach sich ziehen, die durch ihr lokales Wachstum verursacht sind, z.B. *Kopfschmerzen* oder ein **Papillenödem** (eine Schwellung der Papille aufgrund des erhöhten intrakranialen Drucks).

Diagnose und Therapie

Erhöhte Hypophysenhormonspiegel mit dem dazugehörigen klinischen Bild führen zur Verdachtsdiagnose. Die Diagnosesicherung erfolgt mittels *MRT*. Zur Behandlung kleinerer Prolaktinome kann der Dopaminrezeptoragonist **Bromocriptin** gegeben werden, da *Dopamin die Prolaktinsekretion hemmt*. Größere Tumoren werden chirurgisch entfernt.

Gut zu wissen

Antidiuretisches Hormon (ADH) und **Oxytocin** werden vom Hypophysenhinterlappen sezerniert, alle anderen Hypophysenhormone vom Hypophysenvorderlappen.

Anatomie und Embryologie

Fall 6

Anamnese

Eine schwangere, 25-jährige Frau kommt mit Wehen in die Klinik. Sie ist in der 36. Schwangerschaftswoche, hatte keine Beschwerden, und die Schwangerschaft verlief bisher normal. Die Frau ist zum ersten Mal schwanger. Sie hatte bisher keine besonderen Erkrankungen, nimmt keine Medikamente ein, raucht nicht und trinkt keinen Alkohol.

Körperliche Untersuchung

Die körperliche Untersuchung ergibt einen Normalbefund, die kindlichen Herztöne sind normal. Das Kind wird vaginal entbunden, die Nabelschnur wird abgeklemmt. Das Kind erscheint bei der Geburt gesund.

Fragen

- Beschreiben Sie den fetalen Blutkreislauf und nennen Sie dabei die Blutgefäße in der Reihenfolge, in der ein fetaler Erythrozyt hindurchwandern würde, angefangen an dem Punkt, an dem der Erythrozyt mütterlichen Sauerstoff in der Plazenta aufnimmt, bis zu dem Punkt, an dem er wieder zur Plazenta zurückkehrt, um CO_2 und Abfallprodukte abzugeben.
- Welches sind die drei wichtigsten Shunts im Uterus, die den Übertritt von mütterlichem sauerstoffreichem Blut in den fetalen Blutkreikauf ermöglichen?
- Was geschieht nach der Geburt mit dem fetalen Kreislauf?
- Benennen Sie die Gefäße im fetalen Kreislauf (Arterien oder Venen), die Blut mit der höchsten Sauerstoffsättigung führen.
- Was geschieht damit nach der Geburt?

Thema   Fetaler Kreislauf

Diskussion

Der fetale Kreislauf ist wesentlich anders als der beim Erwachsenen, weil der Fetus Sauerstoff über die *Plazenta* der Mutter erhält und nicht über die Lungen (d.h. die Plazenta ersetzt die Atemfunktion). Es gibt in erster Linie drei Shunts, durch die der fetale Lungenkreislauf umgangen wird, um das sauerstoffreiche Blut zu den Geweben zu transportieren:
- Ductus venosus
- Foramen ovale
- Ductus arteriosus.

Anatomie

Im Uterus wird der Sauerstoff aus den mütterlichen Erythrozyten freigesetzt und von den fetalen Erythrozyten aufgenommen, die eine große Menge an fetalem Hämoglobin *(Hämoglobin F)* und eine steilere, nach **links verschobene Sauerstoffbindungskurve** besitzen (d.h. stärkere Sauerstoffaffinität). Dies geschieht in der **Nabelvene (V. umbilicalis),** dem Ort, an dem das Blut die höchste Sauerstoffsättigung hat. Das Blut fließt durch die Nabelvene in Richtung Leber, wobei das meiste davon durch den Ductus venosus an der Leber vorbei in die untere Hohlvene geleitet wird. Aus der unteren Hohlvene fließt das Blut in den rechten Vorhof und vermischt sich mit sauerstoffarmem Blut, das aus der oberen Hohlvene zum Herzen fließt. Dann wird das Blut durch das Foramen ovale in den linken Vorhof, den linken Ventrikel, die Aorta und den großen Kreislauf geleitet, um die Organe mit Sauerstoff und Nährstoffen zu versorgen.

Wenn das Blut durch die Kapillaren geflossen ist und über die Körpervenen zum Herzen zurückkehrt, fließt es in den rechten Vorhof und die rechte Kammer und von dort in den Truncus pulmonalis. Der Druck in der Pulmonalarterie ist jedoch hoch, da die Lungen noch nicht belüftet sind. Der Hauptteil des Blutes wird durch den Ductus arteriosus in die Aorta descendens geleitet. Von hier fließt es über die Aa. iliacae und schließlich die **Nabelschnurarterien** zur Plazenta zurück.

Gut zu wissen

Die V. umbilicalis wird zum **Lig. teres** (Lig. rotundum) und die Umbilikalarterien werden zu den *mittleren Nabelfalten (Plicae umbilicales mediales).* Der Ductus venosus wird zum Lig. venosum, der Ductus arteriosus zum Lig. arteriosum.

Nach der Geburt beginnt das Kind zu atmen. Dadurch nimmt der Druck in den Pulmonalarterien ab, die Nabelschnur wird abgeklemmt, weshalb kein Blut mehr durch die Nabelvene und die Nabelarterien fließt. Weil der Lungenwiderstand abnimmt und der Druck im linken Herzen steigt, schließt sich das Foramen ovale und es fließt kein Blut mehr durch den Ductus venosus. Auch der Ductus arteriosus beginnt sich normalerweise kurz nach der Geburt zu schließen. Der Abschluss dieser Veränderungen entspricht dem erwachsenen Blutkreislauf. Die höchsten Blutsauerstoffwerte finden sich in den **Pulmonalvenen,** gefolgt von den Körperarterien.

Anatomie und Embryologie

Fall 7

Anamnese

Ein 24-jähriger Mann kommt in die Notaufnahme und klagt über Schmerzen nach einem Sturz auf seine gestreckte rechte Hand. Außer diesen Schmerzen hat er keine weiteren Beschwerden. Er nimmt keine Medikamente ein, seine bisherige Krankengeschichte ist unauffällig.

Körperliche Untersuchung

Die „Tabatière" der rechten Hand ist berührungsempfindlich und schmerzhaft. Die motorischen und sensiblen Funktionen sind erhalten, die Untersuchung ergibt keine weiteren Auffälligkeiten.

Labor/weitere Untersuchungen

Komplettes Blutbild: normal
Röntgenbild einer normalen rechten Hand: s. Abb. 7.1

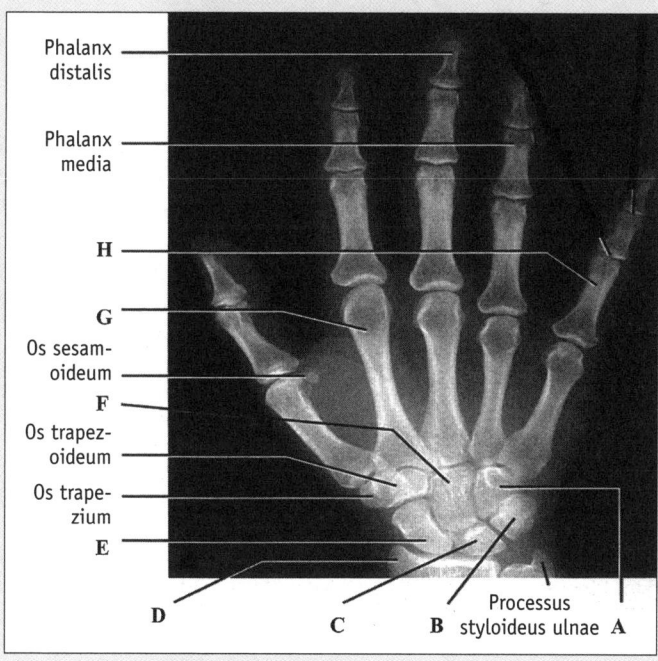

Abb. 7.1: Röntgenbild einer normalen rechten Hand.
Aus: Mettler, F. A. Jr.: „The skeletal system." In: Essentials of Radiology. Philadelphia, W. B. Saunders, 1994; mit Genehmigung.

Fragen

- Benennen Sie die Strukturen, die im Röntgenbild mit A–H bezeichnet sind.
- Was ist die Tabatière und wo befindet sie sich?
- Welche Fraktur liegt aufgrund der Anamnese und körperlichen Untersuchung wahrscheinlich vor?

Thema: Hand- und Handgelenksknochen

Diskussion

Der Radius (*D* im Röntgenbild) und die Ulna artikulieren mit den proximalen Handwurzelknochen, mit denen sie das Handgelenk bilden. Die distalen Handwurzelknochen artikulieren mit den Mittelhandknochen (Ossa metacarpi, *G* ist das Os metacarpale II). Die Mittelhandknochen artikulieren über die *Fingergrundgelenke* (Articulationes metacarpophalangeales) mit den proximalen knöchernen Fingergliedern (*H* ist die Phalanx proximalis V). Die *Fingermittelgelenke* (Articulationes interphalangeales proximales) verbinden die proximalen und mittleren Fingerglieder, die *Fingerendgelenke* (Articulationes interphalangeales distales) verbinden die mittleren und distalen Fingerglieder. Die proximale Reihe der Handwurzelknochen beginnt auf der Daumenseite mit dem **Os scaphoideum** (*E*, auch **Os naviculare**, Kahnbein). Als nächster Knochen in Richtung Ulna folgt das **Os lunatum** (*C*, Mondbein), dann **das Os triquetrum** (*B*, Dreiecksbein) und schließlich das **Os pisiforme** (Erbsenbein). Im Röntgenbild projizieren sich die Knochen z.T. übereinander.
Die Reihe der distalen Handwurzelknochen beginnt auf der Daumenseite mit dem **Os trapezium** (großes Viereckbein), es folgt das **Os trapezoideum** (kleines Viereckbein), dann das **Os capitatum** (*F*, Kopfbein) und schließlich das **Os hamatum** (*A*, Hakenbein).
Eine Eselsbrücke, um sich die Lage der Handwurzelknochen zu merken, lautet:
„Ein Kähnchen fuhr im Mondenschein ums Dreiecks- und ums Erbsenbein, Viereck groß, Viereck klein, der Kopf, der muss am Haken sein."
Die Tabatière ist eine Eindellung in der Haut auf der radialen (d.h. Daumen-)Seite des Handgelenks distal vom Processus styloideus des Radius. Sie wird sichtbar bei Abduktion und Extension des Daumens. Medial wird sie begrenzt von der Sehne des M. extensor pollicis longus und lateral von den Sehnen des M. abductor pollicis longus und des M. extensor pollicis brevis. Der **Radialispuls** kann in dieser Mulde gefühlt werden. Der Boden der Grube wird vom Processus styloideus radii und dem proximalen Teil des Os metacarpale I gebildet, darunter liegt das Os scaphoideum.

Gut zu wissen

Wenn jüngere Erwachsene nach einem Sturz auf die gestreckte Hand über Schmerz- und Druckempfindlichkeit in der Tabatière klagen, muss man an eine *Fraktur des Os scaphoideum* (naviculare) denken, die auch in diesem Fall vorliegt.
Zusatzinfo: Die *(Fingerpoly-)Arthrose* befällt im Allgemeinen die distalen und proximalen Fingermittel- und Endgelenke, während die *rheumatoide Arthritis* eher die Fingergrundgelenke befällt.

Anatomie und Embryologie

Fall 8

Anamnese

Eine 44-jährige Frau kommt in Ihre Praxis und klagt über Schmerzen, Taubheit, Kribbeln und Störungen der Feinmotorik in ihrer rechten Hand. Sie sagt, die Symptome hätten vor ein paar Monaten begonnen und seien immer stärker geworden, so dass sie inzwischen auch ihre Arbeit als Schreibkraft beeinträchtigten.

Die Patientin berichtet über heftiges und manchmal schmerzhaftes Kribbeln im Daumen, Zeigefinger, Mittelfinger und auf der radialen Seite der Handfläche. Sie sagt, ihre Hand fühle sich an, als sei sie „eingeschlafen". Zusätzlich habe sie an den gleichen Stellen ein Taubheitsgefühl. Manchmal habe die Patientin etwas fallen gelassen, was sie in der Hand gehalten hatte, da ihre Handmuskeln schwach und ihre Bewegungen unbeholfen seien. Die bisherige Krankengeschichte ist unauffällig. Die Frau nimmt keine Medikamente ein, sie hat in den letzten Jahren keinen Geschlechtsverkehr gehabt. Die Familienanamnese ist unauffällig.

Körperliche Untersuchung

Die Patientin erscheint gesund und körperlich fit. Die Untersuchung von Kopf, Hals, Brust, Abdomen und unterer Extremität ergibt einen Normalbefund. Die Patientin hat in der rechten Hand palmar einen Sensibilitätsverlust im Daumen, Zeige-, Mittelfinger und in der radialen Hälfte des Ringfingers. Außerdem stellen Sie eine Atrophie der Thenarmuskulatur und eine Muskelschwäche in der rechten Hand fest. Das Beklopfen der palmaren Seite des rechten Handgelenks ruft das Kribbeln hervor, über das die Patientin klagt. Die Ergebnisse der übrigen körperlichen Untersuchung sind normal.

Labor

Hb: 15 g/dl
Leukozyten: 7800/µl
Thrombozyten: 280000/µl
Glucose: 92 mg/dl
Creatinin: 0,9 mg/dl
BSG: 8 mm/h
TSH: 2,6 µU/ml
Urinstatus: Normalbefund

Fragen

- Durch welche Nervenschädigung werden die Symptome der Patientin hervorgerufen?

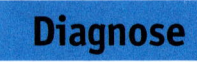 Karpaltunnelsyndrom mit Kompression des N. medianus

Diskussion

Der N. medianus wird aus den Fasern C6–Th1 gebildet und tritt (zusammen mit den Sehnen des M. flexor digitorum, des M. flexor pollicis longus und des M. flexor carpi radialis) unter dem **Retinaculum flexorum** ins Handgelenk ein. Hier kann der Nerv aufgrund unterschiedlicher Ursachen komprimiert werden (z. B. Trauma, Arthritis, Akromegalie), was zum klinischen Erscheinungsbild des Karpaltunnelsyndroms führt.

Der N. medianus versorgt sensibel die radiale Seite (d.h. die *Daumenseite) der Handfläche* und *palmar die Haut des Daumens, des Zeige-, Mittel- und des halben Ringfingers,* an der Dorsalseite die distalen Enden des Zeige-, Mittel- und halben Ringfingers. Außerdem hat er motorische Fasern für die **Daumenmuskeln** und zwei laterale Mm. lumbricales der Hand. Am Unterarm versorgt der Nerv die **Pronatoren** und alle **Flexoren** mit **Ausnahme** des M. flexor carpi ulnaris und der ulnaren Hälfte des Flexor digitorum profundus, die beide vom N. ulnaris versorgt werden.

Befunde

Patienten mit Karpaltunnelsyndrom klagen über **Schmerz, Kribbeln** (Parästhesie) oder **Taubheit** in einer oder beiden Händen im Versorgungsgebiet des N. medianus. In schweren Fällen kann eine Atrophie der Daumenballenmuskulatur mit Schwäche vorliegen. Klassische systemische Ursachen sind **Hypothyreoidismus** und **Akromegalie,** die oft zu einem beidseitigen Karpaltunnelsyndrom führen.

Therapie

Kortikoide und andere Entzündungshemmer können, zusammen mit einer Ruhigstellung, die Symptome lindern. Wenn die konservative Behandlung erfolglos ist, erfolgt eine operative Therapie (Spaltung des Retinakulums).

Gut zu wissen

Wenn der N. medianus proximal durch eine Humerusfraktur (suprakondyläre Fraktur) verletzt wird, kann man den *Unterarm nicht mehr pronieren,* den Daumen, Zeige- und Mittelfinger nicht mehr beugen, den Daumen nicht mehr opponieren und das Handgelenk nicht mehr richtig beugen. Es kann auch eine *Atrophie der Daumenmuskulatur* vorliegen. Das charakteristische Erscheinungsbild bezeichnet man als **Schwurhand.**

Eine Kompression oder Verletzung des N. medianus kann zu einer abnorm *verlangsamten Nervenleitungsgeschwindigkeit* (NLG) führen, die sich durch elektrophysiologische Messung feststellen lässt.

Anatomie und Embryologie

Fall 9

Anamnese

Zwei Patienten stellen sich in Ihrer Praxis vor, die beide seit einem Autounfall vor einigen Monaten unter Symptomen im rechten Arm leiden. Die Frau hatte durch den Unfall eine rechtsseitige Humerusschaftfraktur erlitten, der Mann eine Fraktur des Epicondylus medialis des rechten Humerus.

Körperliche Untersuchung

Die Patientin hat rechts eine Fallhand mit einer Muskelschwäche des Unterarms und des Handgelenks. Sie kann die Hand im Handgelenk nicht mehr strecken. Auch die Abduktion und Adduktion der Hand sind eingeschränkt, und sie leidet unter einem Sensibilitätsverlust auf der Dorsalseite des Daumens, des Zeige- und Mittelfingers und der Hälfte des Ringfingers (s. Abb. 9.1, C).

Der Patient hat eine Krallenhand mit einer Überstreckung in den Metakarpophalangealgelenken und einer Beugung in den Interphalangealgelenken des 4. und 5. Fingers. Die Abduktion und die Adduktion der Finger sind eingeschränkt, der Daumen lässt sich adduzieren, und der Patient hat einen Sensibilitätsverlust im Gebiet A (s. Abb. 9.1).

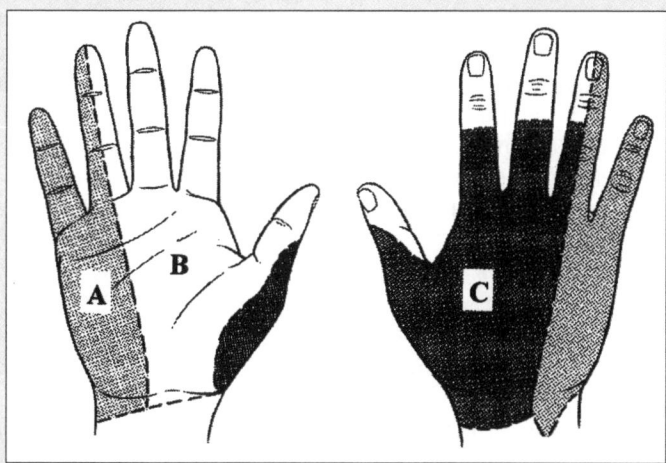

Abb. 9.1: Sensible Versorgung der Hand.
Aus: Concannon, M.J.: „Hand anatomy." In: Common Hand Problems in Primary Care. Philadelphia, Hanley & Belfus, 1999, p. 10; mit Genehmigung.

Fragen

- Welche Nerven sind bei den beiden Patienten geschädigt? Welche Muskeln werden von ihnen versorgt?
- Welche Nerven sind für die sensible Innervation der Gebiete A, B und C (s. Abb. 9.1) verantwortlich?

Thema N. radialis und N. ulnaris

Diskussion

Der N. medianus, der N. radialis und der N. ulnaris sind die drei Hauptnerven der Hand. Der **N. radialis** wird aus den Wurzeln **C5–C8** gebildet, der **N. medianus** aus **C6–Th1**, der N. ulnaris aus **C8–Th1.** Dies sind die größten Äste des Plexus brachialis.

Der N. radialis wird typischerweise bei **Humerusschaftfrakturen** oder **Druck in der Achselhöhle** geschädigt (z.B. sog. Parkbanklähmung nach Alkoholgenuss). Der N. ulnaris kann durch eine Fraktur des **Epicondylus medialis** des distalen Humerus geschädigt werden oder durch ein penetrierendes Handgelenkstrauma.

Befunde

Eine Schädigung des N. radialis (wie bei der Patientin) kann zu einer Parese des M. brachioradialis mit Supinationsschwäche und zu einer **Fallhand** führen. Die Hand hängt aufgrund der Extensorenlähmung schlaff herab. Die Patienten können die *Hand nicht mehr richtig abduzieren und adduzieren*. Es bestehen sensorische Ausfälle wie im Gebiet C der Abb. 9.1 gezeigt. Der N. radialis versorgt auch den **Trizeps.** Zu einer Trizepsparese kommt es, wenn der N. radialis in der Axilla geschädigt wird (obere Radialislähmung).

Eine Schädigung des N. ulnaris (wie bei dem Patienten) kann eine **Krallenhand** hervorrufen. Sie wird durch eine *Überstreckung in den Metakarpophalangealgelenken und eine Beugung in den Interphalangealgelenken des 4. und 5. Fingers* verursacht. Die Schädigung verursacht auch eine Abduktions- und Adduktionsschwäche der Finger, der *Daumen* lässt sich aufgrund einer Schwäche des M. adductor pollicis nicht mehr adduzieren. Es liegt eine Sensibilitätsstörung vor, wie in A gezeigt (Abb. 9.1; B zeigt den Sensibilitätsausfall bei einer Schädigung des N. medianus). Wenn man sich den Ellbogen anstößt, erlebt man die Reizung des N. ulnaris als ein „elektrisierendes" Gefühl („Musikantenknochen": Druck auf den N. ulnaris im Sulcus nervi ulnaris).

Gut zu wissen

Der N. axillaris versorgt motorisch den **M. deltoideus** und den **M. teres minor** und über den *N. cutaneus brachii lateralis superior* die Haut über dem M. deltoideus.

Der **N. cutaneus antebrachii lateralis** versorgt die Haut des lateralen Unterarms. Er ist der Endast des N. musculocutaneus. Der **N. musculocutaneus (C5–C7)** versorgt den *M. coracobrachialis, den M. bizeps brachii und den M. brachialis.*

Anatomie und Embryologie

Fall 10

Anamnese

Eine 44-jährige Frau klagt darüber, dass ihr Gesicht „komisch" aussehe, besonders wenn sie lache. Sie erzählt, dass die vor ein paar Wochen begonnen habe und seitdem schlimmer geworden sei. Seit dem gleichen Zeitpunkt habe sie alles auf dem rechten Ohr lauter gehört. Auch habe sie bemerkt, dass sie nicht mehr pfeifen könne. Ansonsten scheint die Patientin gesund. Sie hat kein Fieber, keine Kopfschmerzen, hatte in letzter Zeit keinen Kontakt mit Kranken. Ihre bisherige Krankengeschichte ist unauffällig, sie nimmt keine Medikamente und Drogen, trinkt keinen Alkohol und raucht nicht. Die Familienanamnese ist unauffällig.

Körperliche Untersuchung

Bei der Untersuchung stellen Sie fest, dass die rechte Nasolabialfalte verstrichen ist und das Gesicht auf der rechten Seite ein wenig schlaff wirkt. Die Patientin kann das rechte Auge nicht vollständig schließen und die Stirn auf der rechten Seite nicht runzeln. Wenn sie lächelt, kann man eine offensichtliche Gesichtsasymmetrie erkennen, da sich der Mundwinkel der rechten Seite nicht nach oben bewegt.

Die Gehörprüfung bestätigt, dass die Patientin die Geräusche auf dem rechten Ohr viel lauter hört als auf dem linken. Ein Sensibilitätsverlust ist nicht feststellbar. Die übrige Untersuchung ist unauffällig.

Labor/weitere Untersuchungen

Hb: 15 g/dl
Leukozyten: 7000/µl
Thrombozyten: 280 000/µl
Glucose: 92 mg/dl
Creatinin: 0,9 mg/dl
TSH: 2,6 µU/ml
Urinstatus: Normalbefund
MRT des Gehirns: Normalbefund

Fragen

- Durch welche Nervenschädigung werden diese Symptome verursacht?
- Handelt es sich um eine zentrale oder periphere Schädigung? Wie lassen sich beide voneinander unterscheiden?
- Was könnte die Ursache der Schädigung sein?

Diagnose Periphere Fazialisparese (Bell-Parese)

Diskussion

Der N. facialis (VII) entspringt aus der *Brücke*, verlässt den Hirnstamm im *Kleinhirn-Brücken-Winkel* und tritt zusammen mit dem N. vestibulocochlearis (VIII) in den *inneren Gehörgang* ein. Nach seinem Verlauf im Canalis facialis verlässt er den Schädel durch das *Foramen stylomastoideum* (im Os temporale). Er enthält afferente und efferente Fasern. Die Zellkörper der *allgemein somatisch-afferenten* (**Haut des äußeren Ohres**) und *speziell viszeral-afferenten* (**Geschmacksfasern von den vorderen ⅔ der Zunge**) Fasern liegen im Ganglion geniculi im Canalis facialis.
Der N. facialis enthält auch *allgemein viszeral-efferente* Fasern, deren Zellkörper im Ganglion pterygopalatinum und submandibulare liegen. Diese Fasern versorgen die **Glandulae lacrimalis, submandibularis und sublingualis** (die Glandula parotidea wird vom N. glossopharyngeus [IX] versorgt). *Speziell viszeral-efferente* Fasern versorgen die **mimische Gesichtsmuskulatur** sowie den **M. stylohyoideus, den M. stapedius und den Venter posterior des M. digastricus** (der Venter anterior des M. digastricus wird vom N. trigeminus [V] versorgt).

Befunde

Typische Symptome bei einer Fazialislähmung sind ein „seltsamer" Gesichtsausdruck und Schwierigkeiten beim Lächeln sowie beim Essen (auf der betroffenen Seite sammelt sich die Nahrung zwischen Wange und Kiefer). Auch eine **Hyperakusis** kann vorliegen: Wegen der Lähmung des *M. stapedius* hört der Patient die Geräusche auf der betroffenen Seite lauter.
Bei der **peripheren Fazialislähmung** (Bell-Parese) kann der Patient die Stirn nicht mehr runzeln. Dagegen ist die Stirnmuskulatur bei der **zentralen Fazialislähmung** (z. B. aufgrund eines Schlaganfalls oder Gehirntumors) *nicht betroffen*, weil sie supranukleär von beiden Hirnhälften innerviert wird. Die betroffene Gesichtshälfte ist *schlaff und ausdruckslos*. Die typischen Symptome einer **peripheren Fazialislähmung** sind:
- Lähmung der ipsilateralen Gesichtshälfte,
- verstrichene Nasolabialfalte auf der betroffenen Seite,
- Unfähigkeit zu pfeifen,
- Unfähigkeit, die Stirn auf der betroffenen Seite zu runzeln,
- Unfähigkeit, auf der betroffenen Seite das Auge ganz schließen (Bell-Phänomen).

Bei einer isolierten Fazialislähmung finden sich keine weitern neurologischen Symptome. Es gibt viele Ursachen für eine Fazialislähmung, z. B. Schlaganfall, Tumor (**Akustikusneurinom**, Schwannom im Kleinhirn-Brücken-Winkel), *Lyme-Borreliose*, Infektionen des Mittelohrs oder des Mastoids, Trauma (z. B. Felsenbeinfraktur) oder Multiple Sklerose. In der Mehrzahl der Fälle ist allerdings keine Ursache zu finden (idiopathische Form).

Gut zu wissen

Zum Ausschluss ernster Ursachen (z. B. Tumor) einer Fazialislähmung bei *langsam progredienten* oder zusätzlichen *neurologischen Symptomen* (z. B. Ausfall des N. vestibulocochlearis [VIII]) ist ein CT oder MRT angezeigt.

Anatomie und Embryologie

Fall 11

Anamnese

Ein 45-jähriger Mann (Rechtshänder) klagt über Schmerzen und Schwäche der rechten Schultermuskulatur. Er glaubt, möglicherweise habe er sich die Schulter beim Ballwerfen mit seinem Sohn verletzt, räumt allerdings ein, bereits schon vor dem Ballspiel Schmerzen in der rechten Schulter gehabt zu haben. Ansonsten ist der Patient gesund und nimmt keine Medikamente ein. Er arbeitet in einem Fertigungsbetrieb, wo er schwere körperliche Arbeit verrichtet. Der Patient ist Nichtraucher und trinkt keinen Alkohol. In der Familienanamnese sind außer Bluthochdruck keine auffälligen Erkrankungen bekannt.

Körperliche Untersuchung

Guter Allgemeinzustand, neurologische Untersuchung normal, Reflexe normal. Im Seitenvergleich lässt sich in der rechten Schulter eine deutliche Abdkuktionsschwäche bis zu einem Winkel von 15° feststellen. Ab einem Abduktionswinkel von 15° kann der Patient die Schulter normal weiter abduzieren, obwohl ihm das Schmerzen verursacht.

Fragen

- Welche Muskeln bilden die Rotatorenmanschette?
- Welcher dieser Muskeln entspringt auf der Vorderseite der Scapula?
- Welcher Muskel ist bei dem Patienten wahrscheinlich betroffen?

Thema: Rotatorenmanschette

Diskussion

Der Patient hat einen Riss der Sehne des M. supraspinatus, dies ist der häufigste Grund einer partiellen Rotatorenmanschettenruptur. Die Rotatorenmanschette besteht aus folgenden Muskeln: **M. supraspinatus, M. infraspinatus, M. teres major, M. teres minor** und **M. subscapularis**. Alle entspringen von der *Scapula* und setzen am Humerus an. Mm. supraspinatus, infraspinatus und teres minor entspringen von der *Dorsalseite* der Scapula und inserieren am Tuberculum majus humeri. Der M. teres major entspringt von der *Seitenkante* der Scapula und inseriert an der Crista tuberculi minoris des Humerus. Der M. subscapularis entspringt als einziger von der *Vorderseite* der Scapula und inseriert am Tuberculum minus.

Der Muskeltonus der Rotatorenmanschette hält den Kopf des Oberarmknochens in der flachen Gelenkpfanne. Dadurch wird das Schultergelenk stabilisiert. Die Rotatorenmanschette ist unten am schwächsten, weil es dort keine Muskeln gibt. Das Schultergelenk ist *am häufigsten von einer Luxation betroffen*. Schultergelenksluxationen liegen im Allgemeinen unter und vor der Gelenkpfanne („vordere" Luxation in 90–95 % aller Schultergelenksluxationen).

Obwohl Rupturen der Rotatorenmanschette auch bei Sportlern vorkommen, treten sie doch *meistens bei Patienten ab dem 40. Lebensjahr* aufgrund von *degenerativer Vorschädigung* der Sehnen auf (Abnutzungserscheinungen insbesondere aufgrund von immer gleichen Bewegungen, z. B. im Beruf). Der *M. supraspinatus* ist für die **ersten 15° der Abduktion** verantwortlich, ab 15° übernimmt der *M. deltoideus* die Abduktion bis zu einem Winkel von 90°. Der M. infraspinatus und der M. teres minor sind für die Außenrotation des Arms zuständig, der M. subscapularis und M. teres major für die Einwärtsrotation.

Befunde

Leitsymptome einer Verletzung der Rotatorenmanschette sind **Schulterschmerz** und eine **eingeschränkte Beweglichkeit** im Schultergelenk. Im weiteren Verlauf kann es aufgrund einer schmerzbedingten Schonhaltung zu einer sekundären *Muskelatrophie* kommen. Bei einer Ruptur der Supraspinatussehne, dem häufigsten klinischen Bild, haben die Patienten Schwierigkeiten, die *ersten 15° der Abduktion* durchzuführen.

Therapie

Ein Teilriss wird ruhig gestellt und symptomatisch behandelt (Lokalanästhetika, Wärme). Patienten mit einer Totalruptur (Diagnose im MRT) werden chirurgisch behandelt.

Gut zu wissen

Die **laterale Achsellücke** liegt unter dem Schultergelenk zwischen Scapula und Humerus. Sie wird nach oben vom M. teres minor begrenzt, nach vorne von der unteren Gelenkkapsel und dem M. subscapularis, nach unten vom M. teres major, nach lateral vom Collum anatomicum humeri und nach medial vom Caput longum des M. trizeps. Durch diese Lücke ziehen der **N. axillaris** (motorische Versorgung der Mm. deltoideus und teres minor, sensorische Versorgung der Haut über der lateralen Schulter) und die **A. circumflexa humeri posterior**. Der N. axillaris kann bei einer *Fraktur des Collum chirurgicum humeri* geschädigt werden.

Anatomie und Embryologie

Fall 12

Anamnese

Eine Frau bringt nach problemloser Schwangerschaft ihr Kind zur Welt. Die Geburt verläuft komplikationslos. Sie untersuchen das Kind nach der Geburt und bemerken, dass es einen kurzen Hals, schräge Lidspalten und einen Epikanthus hat.

Körperliche Untersuchung

Das Kind hat zahlreiche kleine, kreisförmige, weiße Flecken in der Iris beider Augen, kleine Ohren und eine kleine Nase mit flachem Rücken. Weil es eine große Zunge hat, hält es seinen Mund geöffnet. Sie stellen einen Muskelhypotonus fest und in beiden Handflächen eine Vierfingerfurche. Der Abstand zwischen dem ersten und zweiten Zeh ist vergrößert. Die Lungengeräusche sind normal, und die Auskultation ergibt ein lautes, raues holosystolisches Geräusch mit Maximum über dem unteren linken Sternalrand.

Labor

Anzahl der Blutkörperchen: normal
Karyotyp: s. Abb. 12.1

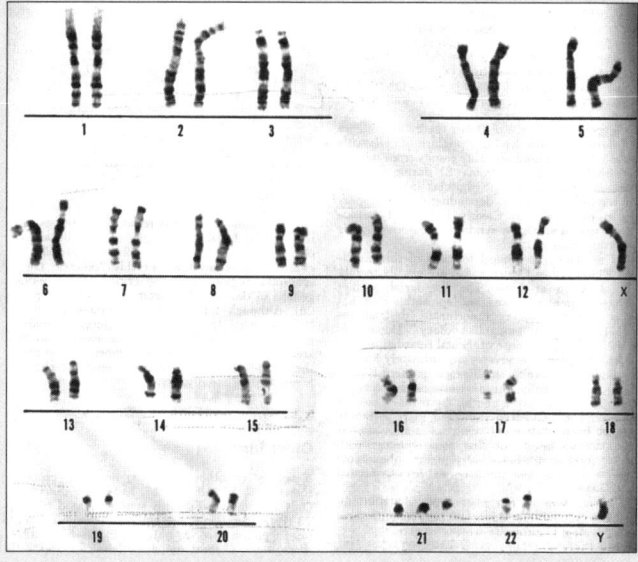

Abb. 12.1: Karyotyp des Kindes.
Aus: Kumar, V.: „Genetic disorders." In: Cotran, R.S. et al. (eds.): Robbins Pathologic Basis of Disease, 5th edition. Philadelphia, W.B. Saunders, 1994; mit Genehmigung.

Fragen

- Welche chromosomale Störung hat das Kind?

Diagnose Down-Syndrom oder Trisomie 21

Diskussion

Im Karyogramm befindet sich dreimal das Chromosom 21. Häufig tritt es aufgrund einer **mütterlichen Non-Disjunction** während der Meiose auf. Insgesamt beträgt die Häufigkeit 1:700, aber das Risiko steigt mit dem **Alter der Mutter.** Es beträgt für 40-jährige Mütter 1:100, bei 45-jährigen Müttern 1:50.

Befunde

Die typischen Symptome sind:
- schräge Lidachsen (von oben außen nach unten innen),
- Epikanthus (sichelförmige Hautfalte vom Oberlid über den inneren Augenwinkel),
- Brushfield-Spots (weiße Flecken auf der Iris wie oben beschrieben),
- kleine Nase mit flachem Rücken,
- offener Mund mit großer, hervortretender Zunge,
- kurzer Hals,
- palmare Vierfingerfurche,
- Klinodaktylie (Einwärtsbeugung) des 5. Fingers,
- großer Abstand zwischen erster und zweiter Zehe
- angeborener Herzfehler,
- Ventrikelseptumdefekt (häufig),
- AV-Kanal.

Die betroffenen Kinder sind **geistig behindert** (durchschnittlicher IQ bei 50), sie haben ein erhöhtes Risiko, an Leukämie zu erkranken. Im Alter von 50 Jahren entwickelt sich bei den meisten eine **Alzheimer-Erkrankung.**

Beratung

Um die Eltern genetisch beraten zu können, ist eine Bestimmung des **Karyotyps** notwendig. Wenn bei dem ersten Kind eine **Translokation** vorliegt, ist für die Eltern das Risiko, ein zweites krankes Kind zu bekommen, erhöht, bei bestimmten vererbten Translokationen sogar bis zu 100 %.

Gut zu wissen

Trisomie 18 (Edwards-Syndrom): Hier liegen variable Fehlbildungen vor. Die Häufigkeit beträgt 1:8000. 50 % der Kinder sterben in den ersten 48 Stunden, die wenigsten werden über ein Jahr alt. Symptome: ausladender Hinterkopf, **geballte Faust, wobei der Zeigefinger über Mittel-, Ring- und Kleinfinger geschlagen ist** (meist pathognomonisch), Syndaktylie oder fehlende Finger, fehlgestaltete Ohren, Lippen-Kiefer-Gaumen-Spalte, Mikrognathie, Klumpfuß, Herzfehler.

Trisomie 13 (Pätau-Syndrom): Die Häufigkeit beträgt 1:4000–1:10000. 70 % der Kinder sterben in den ersten sechs Lebensmonaten. Symptome: Mikrozephalie, Taubheit, **Mikrophthalmie,** Lippen-Kiefer-Gaumen-Spalte, Polydaktylie, „Tintenlöscherfuß" (konvexe Fußsohle mit prominentem Calcaneus), **Holoprosenzephalie** (verschmolzene Hirnhemisphären), Myelomeningozele, Herzfehler.

Anatomie und Embryologie

Fall 13

Anamnese

Eine 44-jährige adipöse Frau kommt in die Notfallaufnahme und klagt über Schmerzen im rechten Oberbauch. Aus der bisherigen Krankengeschichte sind Gallensteine bekannt.

Körperliche Untersuchung

Die Untersuchung ergibt Druckschmerz in der Gallenblasengegend. Die Patientin hat leicht erhöhte Temperatur. Wegen Verdachts auf eine akute Cholezystitis wird die Patientin zur Cholezystektomie auf die Chirurgie überwiesen.

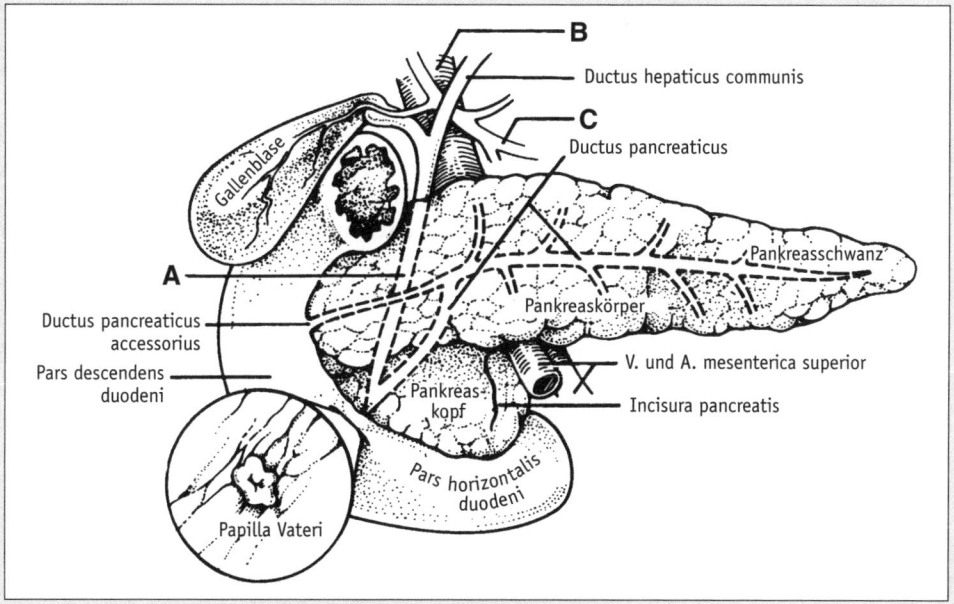

Abb. 13.1: Anatomische Verhältnisse der Gallenblase und Gallenwege.
Aus: Torma, M.J./Wade, T.P./James, E.D.: „Liver, biliary tract, and pancreas." In: James, E.C./Corry, R.J./Perry, J.F. (eds.): Principles of Basic Surgical Practice. Philadelphia, Hanley & Belfus, 1987; mit Genehmigung.

Fragen

- Benennen Sie die Strukturen A, B und C in Abb. 13.1.
- Was ist die Porta hepatis?
- Was ist das Glisson-Dreieck?
- Wie stellt sich die Beziehung der kleinen Zweige der Strukturen A, B und C mikroskopisch im Leberläppchen dar: was liegt zentral und was liegt peripher im Leberläppchen?

Thema Porta hepatis

Diskussion

Die Leberpforte (der Hilus/das Hilum) liegt zwischen dem Lobus quadratus und dem Lobus caudatus auf der Unterseite der Leber und enthält drei Strukturen: **Ductus choledochus** (A), **Vena portae** (B) und die **Arteria hepatica** (C). Der obere freie Rand des Omentum minus ist an den Rändern der Porta hepatis befestigt.

Die Anatomie der Porta hepatis ist wichtig für die Chirurgie der Gallenblase, Gallenwege, Leber und des Duodenums. Der Ductus choledochus und die A. hepatica liegen *vor* der V. portae. Der Ductus choledochus liegt lateral von der A. hepatica (d.h. auf der rechten Seite des Patienten).

Die *V. portae* wird aus dem Zusammenschluss der *V. mesenterica superior* und der *V. lienalis* gebildet und liefert ²/₃ des hepatischen Blutstroms, wobei sie Blut aus dem **Darm** zur Leber transportiert. Die *A. hepatica communis* ist ein Zweig des Truncus coeliacus und führt **sauerstoffreiches** Blut zur Leber, das dem dritten Drittel des Leberblutflusses entspricht. (Die beiden anderen Zweige des Truncus coeliacus sind die A. lienalis und die A. gastrica sinistra). Nach Abgabe der A. gastroduodenalis heißt diese Arterie *A. hepatica propria.* Der Ductus hepaticus dexter und der Ductus hepaticus sinister vereinigen sich zum *Ductus hepaticus communis,* der nach Aufnahme des Ductus cysticus *Ductus choledochus* genannt wird. Der Ductus choledochus und der **Ductus pancreaticus** vereinigen sich und münden in einer gemeinsamen Öffnung (durch den *Sphincter Oddi*) in das Duodenum.

Die klassischen **Leberläppchen** (= Zentralvenenläppchen) sind die **strukturellen Einheiten** der Leber. Im Zentrum liegt jeweils die Zentralvene, die Strukturen der Glisson-Trias (Äste von Pfortader, Leberarterie und Gallengang) umlaufen das Läppchen peripher. Die Zentralvenen vereinigen sich zu größeren Ästen und münden in die Pfortader.

Die **funktionellen Einheiten** der Leber werden durch das **Acinus**-Konzept beschrieben: Die Mittelachsen sind versorgenden Gefäße der Leberläppchen (A. und V. interlobularis), die peripher um das Läppchen herumlaufen. Ein Acinus besteht aus allen Hepatozyten, die aus einem Bündel von A. und V. interlobularis versorgt werden.

Gut zu wissen

Die Makrophagen der Leber heißen **Kupffer-Zellen.** Beim **Budd-Chiari-Syndrom** kommt es zu Thrombosen der Vv. hepaticae aufgrund innerhalb oder außerhalb der Leber liegender Störungen.

Anatomie und Embryologie

Fall 14

Anamnese

Eine Mutter kommt mit ihrem vier Jahre alten Sohn auf Anraten der Kindergärtnerin in Ihre Praxis. Die Kindergärtnerin behauptet, das Kind sei hyperaktiv und unterdurchschnittlich intelligent. Die Mutter bestätigt dies. Aus der Krankengeschichte des Kindes ist ein Ventrikelseptumdefekt bekannt, der kurz nach der Geburt operiert wurde. Die Mutter erzählt, dass das Kind bei der Geburt nur 2725 g gewogen habe, obwohl es zum errechneten Zeitpunkt geboren wurde. Die Schwangerschaft verlief ohne Komplikationen. Die Mutter bekämpft seit zehn Jahren ihr Alkoholproblem, gibt jedoch zu, dass sie während der Schwangerschaft getrunken habe.

Körperliche Untersuchung

Das Kind ist lebhaft und reagiert gut, scheint aber in seiner emotionalen und intellektuellen Entwicklung verzögert, und es ist zu vermuten, dass das Kind geistig zurückgeblieben ist. Die Untersuchung des Gesichts ergibt eine Hypoplasie des Unterkiefers und des Mittelgesichtsbereichs, verengte Lidspalten, einen abgeflachten Nasenrücken, eine dünne Oberlippe und ein hypoplastisches Philtrum. Das Kind ist während der Untersuchung unruhig und hyperaktiv. Es kann nicht länger als einen Moment aufmerksam sein und auch nicht still sitzen.

Labor/weitere Untersuchungen

Hb: 12 g/dl
Leukozyten: 7000/µl
Creatinin: 0,9 mg/dl
TSH: 2,6 µU/ml
Urinstatus: Normalbefund
MRT des Gehirns: Normalbefund

Fragen

- Was ist ein Teratogen? Welches ist wahrscheinlich die Ursache für den Befund?
- Nennen Sie einige Teratogene und dazugehörige Embryopathien.

Diagnose   Alkoholembryopathie

Diskussion

Die Alkoholembryopathie ist auf Alkoholismus der Mutter zurückzuführen und betrifft ca. 1 : 200 Neugeborene. Da bisher nicht bekannt ist, ab welchem Grenzwert der Alkoholspiegel schädigend wirkt, kann man Schwangeren nur raten, **auf Alkohol völlig zu verzichten.** Weitere Frucht schädigende Substanzen (Teratogene) sind in der Tabelle 14.1 aufgeführt. Bei schwerem Alkoholismus der Mutter kommt es auch zu schweren Ausprägungen der Alkoholembryopathie. Die Kinder haben bereits einen **intrauterinen Minderwuchs,** sie sind bei der Geburt sehr häufig **kleiner als normal** und können einen **Mikrozephalus** (zu kleinen Schädel) haben. Die Wachstumsverzögerung bleibt bis in die frühe Kindheit bestehen.

Geistige **Entwicklungsstörung, Lernschwächen, Verhaltensprobleme, Aufmerksamkeitsstörungen und Hyperaktivität** sind ebenfalls häufige Symptome einer Alkoholembryopathie. Es kann auch zu motorischen Störungen und Koordinationsstörungen kommen. Weitere Symptome können kardiovaskuläre Fehlbildungen (Ventrikelseptum- oder Vorhofseptumdefekt) und Fehlbildungen des Skeletts, der Gelenke und des Gesichts sein. Das typische Gesicht eines Patienten mit einer Alkoholembryopathie hat **enge Lidspalten,** einen **Epikanthus,** einen **flachen, verkürzten Nasenrücken,** ein fehlendes Philtrum und eine **Hypoplasie des Unterkiefers.**

Gut zu wissen

Medikamente, Drogen, Infektionen und Strahlungen, die die Frucht schädigen, nennt man Teratogene.

Tab. 14.1: Typische Teratogene.

Noxe	Schädigungsmuster
Thalidomid (Contergan)	Phokomelie (verkürzte Extremitäten)
Diphenylhydantoin = Phenytoin (Antiepileptikum)	kraniofaziale Dysmorphie (Fehlbildung von Gesicht und Schädel), Extremitätenfehlbildungen, geistige Entwicklungsstörung, Herzfehler
Tetracycline	Hypoplasie des Zahnschmelzes, gelbe oder braune Zähne, Photosensibilisierung
Trimethadion (Antikonvulsivum; in D nicht mehr im Handel)	kraniofaziale Dysmorphie, geistige Entwicklungsstörung, Herzfehler
Aminoglykoside	Taubheit (Schädigung des N. vestibulocochlearis)
Diazepam	Lippen-Kiefer-Gaumen-Spalte
Warfarin (Antikoagulans)	kraniofaziale Dysmorphie, intrauteriner Minderwuchs, ZNS-Fehlbildungen, Totgeburt
Valproinsäure (Antikonvulsivum)	Spina bifida, Hypospadie
Isotretinoin (Aknemittel)	ZNS-Fehlbildungen, kraniofaziale Dysmorphie, Herzfehler
Zigaretten	intrauteriner Minderwuchs, niedriges Geburtsgewicht, Frühgeburt; Nikotin selbst ist nicht erwiesen teratogen!
Kokain	Hirninfarkt, geistige Entwicklungsstörungen, Fehlbildungen des Magen-Darm-Trakts und der Extremitäten
Lithium	Herzfehler (z. B. Ebstein-Syndrom)
Diethylstilbestrol (Östrogenwirkstoff)	Vaginalkarzinome, Adenose, Zervixinsuffizienz
Röntgenstrahlung	intrauteriner Minderwuchs, Fehlbildungen des ZNS und des Gesichts, Leukämie
Kontrazeptiva	VACTERL-Assoziation: **V**ertrebral-Defekte, **A**nalatresie, Herz-(**C**ardiac-)anomalien, **T**racheo-ösophagealfistel mit Ösophagus-(**E**sophagus-)atresie, **r**enale und **R**adiusdysplasie, Extremitäten-(**L**imb-)anomalien

Anatomie und Embryologie

Fall 15

Anamnese

Ein 32-jähriger Mann klagt über eine immer wieder auftretende Vorwölbung in seiner rechten Leistengegend, die bei Anstrengung oder Husten größer wird. Das erste Mal bemerkte der Patient die Symptome vor ein paar Monaten, inzwischen aber scheint die Vorwölbung größer zu werden und verursacht einen dumpfen Schmerz im rechten Unterbauch und in der rechten Leistengegend. Ansonsten ist der Patient gesund und hat keine weiteren Erkrankungen. Er nimmt keine Medikamente ein. Die Familienanamnese ist ohne Befund.

Körperliche Untersuchung

Wenn der Patient steht und hustet, lässt sich eine Vorwölbung von der Leistengegend in das rechte Skrotum feststellen. Diese Vorwölbung lässt sich manuell leicht zurückschieben. Es ist keine Abwehrspannung in der Leitengegend vorhanden. Der Hals des Herniensacks scheint lateral von den Vasa epigastrica inferioria und über dem Tuberculum pubicum zu liegen.

Chirurgie

Für die operative Therapie muss man die anatomischen Verhältnisse genau kennen (s. Abb. 15.1).

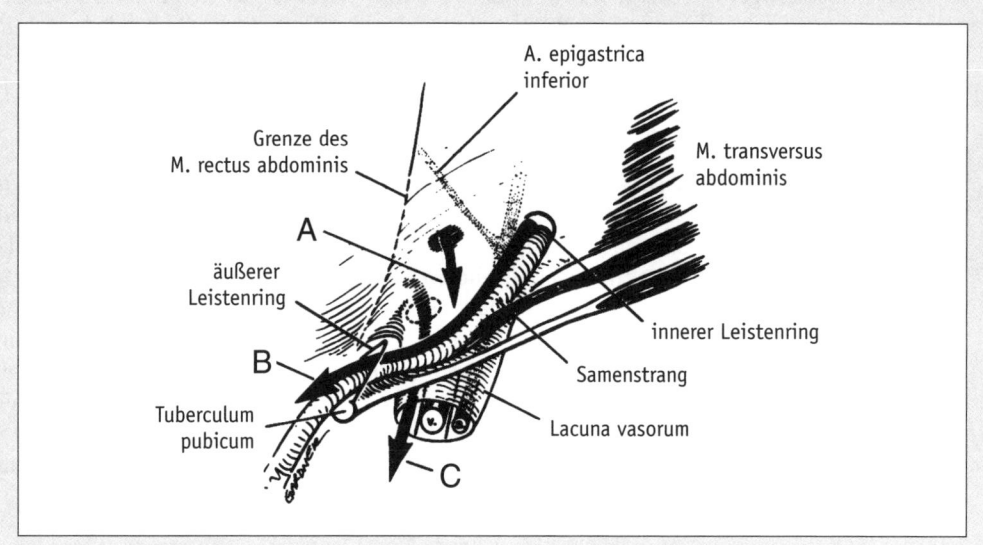

Abb. 15.1: Leistenkanal.
Aus: Heydorn, W.H.: „Abdominal hernia." In: James, E.C./Corry, R.J./Perry, J.F. (eds.): Principles of Basic Surgical Practice. Philadelphia, Hanley & Belfus, 1987; mit Genehmigung.

Fragen

- Nennen Sie die drei Formen von Leistenhernien (A, B und C in der Abb.).
- Was ist die häufigste Form? Welche Form hat der Patient?
- Wodurch wird das Trigonum inguinale gebildet? Welche Hernienform tritt hindurch?

Thema: Canalis inguinalis und Leistenhernien

Diskussion

Der Patient hat eine indirekte Leistenhernie. Hernien sind die Ausstülpung des Bauchfells durch eine Bauchwandlücke mit entsprechender Verlagerung von Eingeweideteilen. Es gibt drei Formen von Leistenhernien:
- indirekte (laterale) Leistenhernie,
- direkte (mediale) Leistenhernie,
- Schenkelhernie (Hernia femoralis).

Anatomie

Der Canalis inguinalis ist der Kanal durch die untere vordere Bauchwand, der beim Mann den Samenstrang (mit A. testicularis, Plexus pampiniformis, Ductus deferens, A. ductus deferentis und vegetative Nervenfasern), bei der Frau das Lig. teres uteri und bei beiden Geschlechtern den N. inguinalis enthält. Die innere Pforte des Leistenkanals ist der innere Leistenring (Anulus inguinalis profundus), die äußere Pforte der Anulus inguinalis superficialis. Der innere Leistenring ist eine Öffnung in der Fascia transversalis, die lateral der Vasa epigastrica inferioria und über dem Lig. inguinale liegt.

Die **indirekte Leistenhernie** (B) tritt durch den inneren Leistenring (d.h. die innere Bruchpforte bzw. der *Hals des Bruchsacks liegt lateral der Vasa epigastrica inferiora und oberhalb des Lig. inguinale*). Der Bruchkanal verläuft zum äußeren Leistenring (Anulus inguinalis superficialis). Bei **kongenital offenem Processus vaginalis peritonei** (der sich normalerweise bei der Geburt verschließt) kann der Bruchsack, der häufig Eingeweideteile beinhaltet, *in das Scrotum oder die großen Schamlippen* gleiten. Diese Hernienform tritt häufiger bei Männern auf und kann sich in jedem Alter manifestieren, am häufigsten aber bei Kindern und Jugendlichen.

Die **direkte Leistenhernie** (A) ist erworben. Die innere Bruchpforte bzw. der *Hals des Bruchsacks der direkten Leistenhernie liegt oberhalb des Lig. inguinale und medial der Vasa epigastrica inferiora*. Der Bruchkanal verläuft direkt von der Fossa inguinalis medialis durch die Bauchdecke zum Anulus inguinalis superficialis, der die äußere Bruchpforte darstellt. Die direkte Leistenhernie kommt häufiger bei älteren Menschen vor.

Das **Trigonum inguinale** ist ein Dreieck der ventralen Bauchwand. Es wird nach oben und lateral von den Vasa epigastrica inferioria begrenzt, nach medial vom M. rectus abdominis und nach kaudal vom Lig. inguinale. Den Boden des Dreiecks bildet die Fascia transversalis.

Schenkelhernien (C) treten bei Frauen häufiger auf und können von den Inguinalhernien leicht unterschieden werden, weil der *Bruchsack der Schenkelhernien unter dem und lateral vom Tuberculum pubicum liegt* (bei Inguinalhernien dagegen liegt er oberhalb und medial vom Tuberculum pubicum). Die Bruchpforte liegt unterhalb des Lig. inguinale.

Befunde und Therapie

Man kann den Bruchsack bei der körperlichen Untersuchung sehen und/oder fühlen. Schmerzen können besonders dann auftreten, wenn Eingeweideteile eingeklemmt werden **(Inkarzeration)**, wodurch die Blutversorgung der inkarzerierten Eingeweideteile unterbrochen wird **(Strangulation)**. Die Therapie erfolgt operativ.

Gut zu wissen

Die rechte V. testicularis bzw. V. ovarica führt das Blut zur **V. cava inferior,** während die linke V. testicularis bzw. V. ovarica das Blut in die linke **V. renalis** leitet.

Anatomie und Embryologie

Fall 16

Anamnese

Sie untersuchen einen neugeborenen Jungen, der 48 Stunden nach der Geburt Krampfanfälle und Muskelspasmen entwickelt hat. Sie begannen vor ein paar Stunden. Die Geburt verlief ohne Komplikationen, aber bei der körperlichen Untersuchung kurz nach der Geburt wurde ein Ventrikelseptumdefekt festgestellt. Die Diagnose wurde durch ein Echo-Kardiogramm bestätigt. Aus der Familienanamnese ist nichts Auffälliges bekannt.

Körperliche Untersuchung

Das Kind ist lethargisch, hat eine leichte Tachypnoe, zittert und hat ausgeprägte Karpopedalspasmen. Es hat eigenartige Gesichtszüge mit tiefem Ansatz der Ohrmuscheln, weit auseinander stehenden Augen und einen kleinen Unterkiefer. Bei der Auskultation des Thorax sind die Lungenfelder klar, aber Sie hören ein lautes, raues, holosystolisches Herzgeräusch am linken Sternalrand. Die Haut ist leicht zyanotisch. Die Untersuchung des Abdomens ergibt einen unauffälligen Befund.

Labor/weitere Untersuchungen

Anzahl der Blutkörperchen: normal
Anzahl der T-Lymphozyten: erniedrigt
Nieren- und Leberfunktionstests: normal
Albumin: normal
Ca: erniedrigt
Röntgenthorax: fehlender Thymusschatten.

Fragen

- Welches angeborene Syndrom hat der Patient vermutlich?
- Welche anatomischen Strukturen beim Erwachsenen entwickeln sich aus den Schlundbögen und -furchen?
- Welche anatomischen Strukturen beim Erwachsenen entwickeln sich aus den Schlundtaschen? Welche dieser Strukturen sind bei diesem Patienten betroffen?
- Entstammen die Schlundtaschen, -bögen und -furchen aus dem Ektoderm, dem Mesoderm, dem Entoderm oder der Neuralleiste?

Diagnose   Di-George-Syndrom

Diskussion

Das Di-George-Syndrom beruht auf einer Fehlentwicklung der dritten und vierten Schlundtasche. Es kommt zu einer Aplasie der Nebenschilddrüsen mit einer **Hypokalzämie** und zu einer Hypoplasie bzw. Aplasie des Thymus mit nachfolgendem **Immundefekt**. Häufig kommt es auch zu *Fehlbildungen des Gesichts und des Herzens*, wie sie oben beschrieben sind.

Die **Schlundtaschen** entwickeln sich aus dem **Entoderm**:

Schlundtasche	Strukturen, die sich daraus entwickeln
Erste	Cavum tympani (Paukenhöhle), Tuba auditiva (Eustachii), Trommelfell, Zellen des Warzenfortsatzes
Zweite	Epithel der Tonsilla palatina, Fossa tonsillaris
Dritte	Untere Nebenschilddrüsen (→ Glandula parathyreoidea inferior); Thymus
Vierte	Obere Nebenschilddrüsen (→ Glandula parathyreoidea superior)
Fünfte	Ultimobranchialkörperchen (→ Calcitonin-sezernierende parafollikuläre bzw. C-Zellen der Schilddrüse)

Die **Schlundfurchen** sind Einziehungen des **Ektoderms**:

Schlundfurche	Strukturen, die sich daraus entwickeln
Erste	Äußerer Gehörgang (Meatus acusticus externus)
Zweite bis vierte	Temporärer Sinus cervicalis, der sich wieder völlig zurückbildet (bei fehlender Rückbildung entstehen daraus Halszysten)

Die **Schlundbögen** entwickeln sich aus dem **Mesoderm** und dem **Ektoderm**. Sie werden von jeweils einem Hirnnerv versorgt und bilden muskuläre und skelettale Strukturen:

Schlundbogen	Hirnnerv	Knorpelige und muskuläre Derivate
Erster (Mandibularbogen)	N. trigeminus (V_3)	Meckel-Knorpel (→ Malleus, Incus); Oberkieferwulst (→ Zwischenkiefer, Oberkiefer, Jochbein, Teil des Schläfenbeins), Unterkieferwulst (→ Unterkiefer), Lig. sphenomandibulare, Kaumuskulatur, (M. temporalis, M. masseter, Mm. pterygoidei), M. mylohyoideus, Venter anterior des M. digastricus, M. tensor tympani, M. tensor veli palatini
Zweiter (Hyoidbogen)	N. facialis (VII)	Reichert-Knorpel (→ Stapes, Processus styloideus, Lig. stylohyoideum, Cornu minus des Os hyoideum), mimische Muskulatur, M. stylohyoideus, M. stapedius, Venter posterior des M. digastricus
Dritter	N. glossopharyngeus (IX)	Cornu majus des Os hyoideum, M. stylopharyngeus
Vierter bis sechster	N. vagus (X)	Cartilagines thyroideus, cricoideus, arytenoideus, cuneiformis; Mm. constrictor pharyngis, cricothyroideus und levator veli palatini (vierter Kiemenbogen); Kehlkopfmuskeln (sechster Kiemenbogen – N. laryngeus recurrens)

Gut zu wissen

Derivate der **Neuralleiste**: vegetative und sensorische Ganglien, Schwann-Zellen, Melanozyten, Pia mater und Arachnoidea, Nebennierenmark, Odontoblasten, C-Zellen der Schilddrüse, einige enterochromaffine Zellen.

Anatomie und Embryologie

Fall 17

Anamnese

Eine 58-jährige Frau klagt nach einem Autounfall über Schmerzen im Becken. Die Patientin saß als Beifahrerin angeschnallt auf dem Vordersitz, als das Auto mit hoher Geschwindigkeit von einem anderen Fahrzeug angefahren wurde. Ihre bisherige Krankengeschichte ist unauffällig.

Körperliche Untersuchung

Die Schambeinfuge ist druckschmerzhaft, ansonsten ergibt die körperliche Untersuchung einen Normalbefund.

Labor und weitere Untersuchungen

Anzahl der Blutkörperchen: normal
Röntgenbild des Beckens: s. Abb. 17.1.

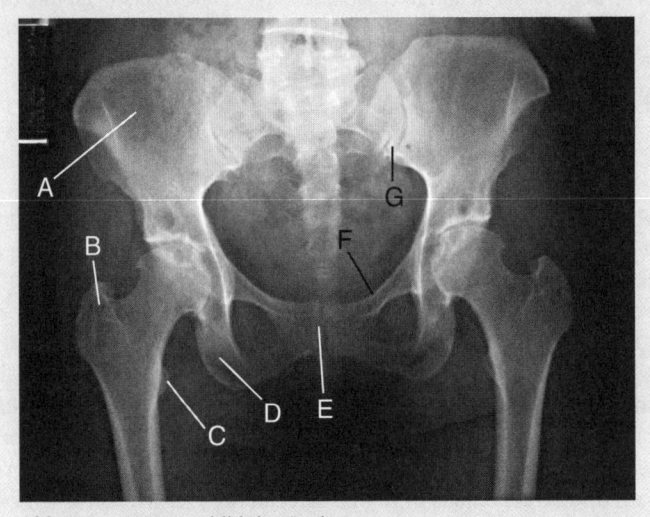

Abb. 17.1: Röntgenbild des Beckens.
Aus: Silver, R.M./Smith, E.A.: Rheumatology Pearls. Philadelphia, Hanley & Belfus, 1997, p. 71; mit Genehmigung.

Fragen

- Welcher Buchstabe bezeichnet die Schambeinfuge?
- Wie heißt das mit G bezeichnete Gelenk?
- Benennen Sie alle weiteren markierten Strukturen im Röntgenbild.
- Wie heißt die Struktur, mit der das Caput femoris das Hüftgelenk bildet?

Thema: Beckenanatomie im Röntgenbild

Diskussion

Das knöcherne Becken setzt sich aus drei großen Knochen zusammen: **Os ilii** (Darmbein), **Os ischii** (Sitzbein) und **Os pubis** (Schambein). Das Darmbein (A) ist der größte der drei Knochen, sein oberer Rand heißt *Crista iliaca*, eine wichtige Orientierungsstruktur. Auf dem Sitzbein (D) lastet unser Körpergewicht, wenn wir sitzen. Die beiden Schambeine (F: Ramus superior ossis pubis; darunter: Ramus inferior ossis pubis) verbinden sich in der Mitte zur **Symphyse** (E). Zwischen ihnen liegt der Discus interpubicus.

Jeweils ein Teil der drei großen Beckenknochen bildet einen Teil des **Acetabulum.** Dies ist die Gelenkpfanne für das Caput femoris. Wo der Oberschenkelhals in den Oberschenkelschaft übergeht, entspringen zwei wichtige knöcherne Höcker: **Trochanter major** (B) **und minor** (C). Oberschenkelfrakturen betreffen am häufigsten den Oberschenkelhals. Am Trochanter major inserieren die Mm. glutei medius et minimus, piriformis und obturatorius internus, am Trochanter minor der M. iliopsoas.

Das Os sacrum schließt den Beckenring und bildet mit den Darmbeinen die **Sakroiliakalgelenke** (G). Die **Spondylitis ankylosans** (Morbus Bechterew) ist eine Spondylarthropathie, d.h. eine Krankheit, die die Wirbelgelenke befällt, typischerweise die Sakroiliakalgelenke und den unteren Abschnitt der Wirbelsäule. Sie ist seronegativ, d.h. im Serum findet sich kein Rheumafaktor, und in über 90% findet sich **HLA-B27**. Die Krankheit führt schließlich zur knöchernen Verschmelzung der Sakroiliakalgelenke.

Gut zu wissen

Es gibt vier ischiokrurale Muskeln: *M. biceps femoris, M. semitendinosus, M. semimembranosus* und ein Teil des *M. adductor magnus*. Diese Muskeln liegen in der hinteren Faszienloge des Oberschenkels, sie **strecken den Oberschenkel** und **beugen das Knie.** Sie werden mit Ausnahme des Caput breve des M. biceps femoris, der vom N. peroneus communis versorgt wird, vom **N. tibialis** innerviert.

Der **M. quadriceps femoris** setzt sich aus vier Muskeln zusammen, die alle gemeinsam in der Quadrizepssehne zusammenlaufen. Diese setzt an der Patella an und inseriert schließlich als Lig. patellae an der Tuberositas tibiae. Die vier Quadrizeps-Muskeln sind: *M. rectus femoris, M. vastus lateralis, M. vastus medialis* und *M. vastus intermedius*. Sie liegen in der vorderen Faszienloge des Oberschenkels und **strecken das Bein im Kniegelenk.** Der M. rectus femoris beugt auch noch im Hüftgelenk. Sie werden alle von **N. femoralis** innerviert.

Anatomie und Embryologie

Fall 18

Anamnese

Sie untersuchen ein Neugeborenes mit einem Tumor am Rücken. Der Junge wurde ein paar Stunden zuvor ohne Schwierigkeiten geboren. Die Mutter hat an keiner der Vorsorgeuntersuchungen teilgenommen, die Schwangerschaft verlief aber ohne Probleme. Die Familienanamnese ist unauffällig.

Körperliche Untersuchung

Der Junge hat einen vergrößerten Kopf und einen deutlichen Tumor am Rücken (s. Abb. 18.1). Er bewegt beide Arme aktiv, die Beine aber nur äußerst schwach. Bei der Palpation der unteren Wirbelsäule finden Sie einen Defekt im Gebiet des Tumors.

Labor/weitere Untersuchungen

Anzahl der Blutkörperchen: normal
Nieren- und Leberfunktionstest: normal
Ultraschall des Schädels:
Erweiterung der Hirnventrikel
Röntgen der lumbalen Wirbelsäule:
fehlende posteriore Anteile der Wirbel von L2–S2

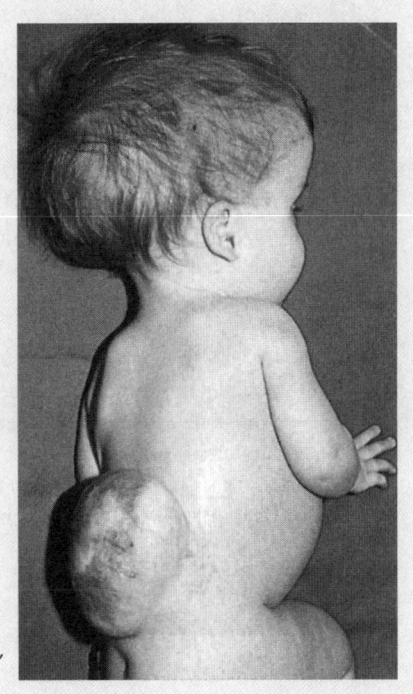

Abb. 18.1: Bild des Patienten.
Aus: Forbes, C.D./Jackson, W.F. (eds.): „Disorders of nerve and muscle."
In: Color Atlas and Clinical Text of Clinical Medicine. London, Mosby-Wolfe, 1993; mit Genehmigung.

Fragen

- Wie nennt man die erweiterten Hirnventrikel des Kindes?
- Um welche Fehlbildung handelt es sich?
- Was passiert, wenn der vordere Neuroporus (d.h. das kraniale Ende des Neuralrohres) sich während der Entwicklung nicht schließt oder sich wieder öffnet? Was geschieht, wenn sich der hintere Neuroporus (d.h. das kaudale Ende des Neuralrohrs) nicht schließt oder sich wieder öffnet?
- Welcher Nahrungsbestandteil wird mit dieser Fehlbildung in Verbindung gebracht?

Diagnose Neuralrohrdefekt

Diskussion

Der Neuralrohrdefekt ist eine Sammelbezeichnung für ein ganzes Spektrum von Fehlbildungen des ZNS und umgebender Strukturen. Durch seitliche Wulstbildung der Neuralplatte (**Neuroektoderm**) entsteht dorsal in der Mittellinie eine Rinne, die sich in der weiteren Entwicklung zum Neuralrohr schließt. Die Enden des Neuralrohrs – der *Neuroporus anterior und posterior* – bleiben eine Zeitlang zur Amnionhöhle hin offen. Der Neuroporus anterior schließt sich normalerweise als Erster zwischen dem 23. und 25. Tag. Der Neuroporus posterior schließt sich zwischen dem 25. und 27. Tag.

Befunde

Störungen beim Verschluss des Neuroporus sind am häufigsten für klinisch auffällige Neuralrohrdefekte verantwortlich. Dazu zählen Anenzephalie, Spina bifida und andere Fehlbildungen. Wenn der Neuroporus anterior sich nicht schließt, kann es zu einer **Anenzephalie** kommen. Bei dieser Fehlbildung *fehlen das Gehirn und das Schädeldach* (ein rudimentärer Hirnstamm ist üblicherweise vorhanden). Die Anenzephalie führt immer zum Tod, normalerweise bereits in den ersten Lebenstagen.

Wenn der Neuroporus posterior sich nicht schließt, kommt es zu einer **Spina bifida** unterschiedlicher Ausprägung. Eine leichte Form ist die *Spina bifida occulta,* bei der sich die Wirbelbögen nicht schließen. Bei ihr findet sich oft ein **Haarbüschel im unteren Rückenbereich.** Die *Meningomyelozele* oder Myelozele ist eine schwere Form, bei der sich ein Rückenmarksabschnitt mit den Meningen durch einen Wirbelsäulendefekt bruchartig nach außen vorwölbt. Meist tritt sie in der Lumbosakralregion auf und führt in schweren Fällen zu neurologischen Ausfallserscheinungen.

Prävention

Die **Folsäure** spielt eine wichtige Rolle bei der Neuralrohrentwicklung. Frauen im gebärfähigen Alter, die Folsäurepräparate einnehmen, haben ein wesentlich geringeres Risiko, ein Kind mit einem Neuralrohrdefekt zu gebären. Die Gabe von Folsäure ist für alle Frauen, die schwanger werden könnten, zu empfehlen, da der Verschluss des Neuroporus frühzeitig stattfindet, bevor die Frauen überhaupt wissen, dass sie schwanger sind.

Gut zu wissen

Zum **Arnold-Chiari-Syndrom,** das das Kind in diesem Fall hat, gehören eine lumbosakrale Meningomyelozele und eine *kleine* hintere Schädelgrube, wodurch das Kleinhirn in das Foramen magnum verdrängt wird. Hierdurch kommt es zu einem okklusiven Hydrocephalus (d.h. die Gehirnventrikel sind erweitert wie bei diesem Patienten).

Beim **Dandy-Walker-Syndrom** ist die hintere Schädelgrube *vergrößert,* das Kleinhirn hypoplastisch und der vierte Ventrikel deutlich erweitert. Der Hydrocephalus entsteht hier aufgrund einer Atresie der Foramina Luschkae und Magendii.

Anatomie und Embryologie

Fall 19

Anamnese

Eine 27-jährige Frau in der 32. Schwangerschaftswoche kommt mit Wehen in die Notaufnahme. Das Kind wird tot geboren.
Die Frau war bereits zum zweiten Mal schwanger. Ihre erste Schwangerschaft war problemlos verlaufen und auch die zweite verlief bis vor einigen Stunden komplikationslos, obwohl die Frau keine Vorsorgeuntersuchungen besucht hatte. Die Frau raucht und trinkt nicht, die Familienanamnese ist unauffällig. Ihr erstes Kind ist gesund. Die Frau möchte wissen, warum ihr zweites Kind tot geboren wurde. Auf Wunsch der Mutter wird eine Autopsie durchgeführt.

Körperliche Untersuchung

Der Körper des Neugeborenen ist angeschwollen und ikterisch. Es finden sich gelbe Bilirubinablagerungen in verschiedenen Gehirnregionen, insbesondere in den Basalganglien, und ein hoher Bilirubinspiegel im Blut. Außerdem hat das Neugeborene einen Aszites und eine Anämie.

Labor

Blutgruppe der Mutter: 0, rh-negativ
Blutgruppe des Vaters: 0, Rh-positiv
Blutgruppe des Neugeborenen: 0, Rh-positiv

Fragen

- Was bedeuten die Begriffe *positiv* und *negativ* im Zusammenhang mit der Blutgruppe?
- Welche immunologische Reaktion liegt bei dem geschilderten Fall wahrscheinlich vor?
- Sind die Blutgruppen der Eltern in diesem Fall relevant? Warum ja oder nein?
- Was bedeuten die Begriffe *Hydrops fetalis* und *Kernikterus*?

Diagnose: Rhesusinkompatibilität und Morbus haemolyticus neonatorum (fetale Erythroblastose)

Diskussion

Bei der Blutgruppenbestimmung sind das AB0-System und das Rhesus-Antigen am wichtigsten. Es gibt sechs Typen des Rhesus-Antigens, jedes wird als ein *Rhesus-Faktor* bezeichnet. In der Praxis ist die An- oder Abwesenheit des **D-Antigens** am wichtigsten, da es die stärkste antigene Wirkung hat (d.h., es kann am ehesten eine Immunantwort oder einen Transfusionszwischenfall hervorrufen). Man nennt Personen Rhesus-positiv (Rh+), wenn das D-Antigen auf den Erythrozyten vorhanden ist, Rhesus-negativ (rh–), wenn nicht.

Befunde

85 % unserer Bevölkerung sind Rhesus-positiv (zum Vergleich: in den USA sind 85 % der weißen Bevölkerung und 92 % der schwarzen Bevölkerung Rhesus-positiv). Wenn z.B. aufgrund einer früheren Schwangerschaft oder einer Bluttransfusion Rhesus-positives Blut in den Blutkreislauf einer Rhesus-negativen Frau gelangt, kann sie Antikörper gegen das Rhesus-Antigen bilden. IgG-Anti-Rh-Antikörper können die Plazentaschranke passieren und beim Rhesus-positiven Fetus **Hämolyse, Anämie** und **Hyperbilirubinämie** (*Hydrops fetalis*) verursachen, was zum Tod des Fetus führt. Eine ausgeprägte fetale Hyperbilirubinämie kann zu einem *Kernikterus* führen. Darunter versteht man Bilirubinablagerungen im Gehirn, die das Gehirn schädigen.

Zu einer Rhesusinkompatibilität kann es nur kommen, wenn die Mutter Rhesus-negativ und der Fetus Rhesus-positiv ist (was nur möglich ist, wenn der Vater Rhesus-positiv ist, denn das Merkmal Rhesus-positiv vererbt sich dominant). Da ferner eine Sensibilisierung der Mutter (d.h. eine klinisch relevante Immunantwort) erfolgen muss, verläuft die erste Schwangerschaft häufig normal, während weitere Schwangerschaften ohne Prophylaxe zu ernsten Komplikationen führen. Selten können auch andere Blutzellantigene (z.B. das **Kell**-Antigen) zu ähnlichen fetal-mütterlichen Blutgruppeninkompatibilitätsproblemen führen.

Prävention

Um eine Sensibilisierung zu verhindern, wird Rhesus-negativen, schwangeren Frauen routinemäßig **Rhesus-Immunglobulin** gegeben, wenn der Vater Rhesus-positiv ist. Das Rhesus-Immunglobulin verbindet sich mit dem Rhesus-Antigen der fetalen Erythrozyten, die im mütterlichen Blutkreislauf vorhanden sind, und verhindert so eine mütterliche Immunantwort. In der Praxis können mögliche Fälle einer Rhesus-Inkompatibilität durch eine Routineuntersuchung des Rhesus-Faktors bei schwangeren Frauen festgestellt werden. Die Gabe von Rhesus-Immunglobulin, die bei einer zweiten Schwangerschaft eine Rhesus-Erythroblastose verhindern soll, ist ein Beispiel für eine **primäre Prävention.**

Gut zu wissen

Mit dem **indirekten Coombs-Test** kann man bei Rhesus-negativen, schwangeren Frauen Rhesus-Antikörper nachweisen.

Nur **IgG**-Antikörper passieren die Plazenta.

Anatomie und Embryologie

Fall 20

Anamnese

Ein 52-jähriger Mann mit seit langem bekanntem Alkoholismus, Leberzirrhose, Ikterus und chronischer Hepatitis B kommt zu Ihnen, da er Blut erbricht. Der Patient nimmt keine Medikamente ein und ist Nichtraucher. Auch in der Familienanamnese sind Fälle von Alkoholismus bekannt. Der Patient hat kein Fieber und war in letzter Zeit nicht auf Reisen.

Körperliche Untersuchung

Der Patient hat einen Ikterus und Spuren von frischem, rotem Blut an den Lippen. Das Abdomen ist aufgetrieben, bei der Palpation lassen sich keine Knoten tasten. Die Flanken wölben sich vor, die Perkussionsgeräusche sind dumpf. Sie führen eine Ösophagusendoskopie durch: Unter der Ösophagusschleimhaut sehen Sie angeschwollene, erweiterte Venen.

Labor und Untersuchungsergebnisse

Hb: erniedrigt
Bilirubin: erhöht
Schema des Pfortadersystems des Patienten: s. Abb. 20.1.

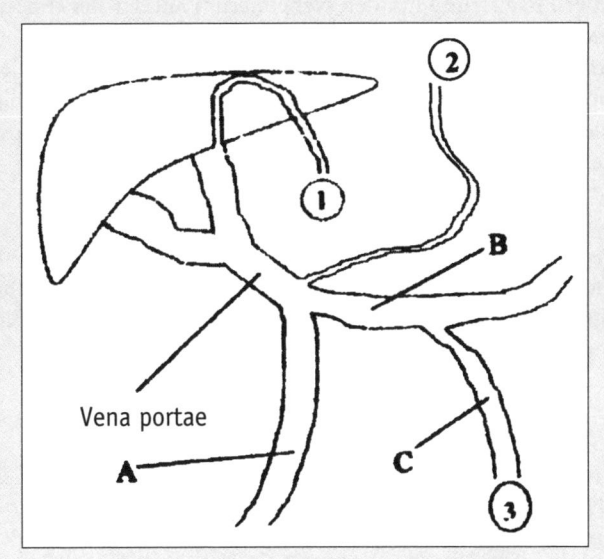

Abb. 20.1: Schema des Pfortadersystems des Patienten.

Fragen

- Wie nennt man den o.g. endoskopischen Befund? Warum kommt es zu dieser Venenerweiterung?
- Benennen Sie die venösen Strukturen (A–C).
- Nennen Sie die portokavalen Anastomosen, die ihren Ursprung in den Strukturen 1–3 haben, und die möglichen klinischen Konsequenzen bei einer Leberzirrhose.

Diagnose Portale Hypertension (Pfortaderhochdruck)

Diskussion

Die Pfortader (V. portae) bildet sich aus dem Zusammenschluss der *V. mesenterica superior* (A) mit der *V. splenica* (C). Bevor die V. splenica in die V. mesenterica superior einmündet, empfängt sie die *V. mesenterica inferior* (B). Die *Lebervenen* sammeln das Blut aus der Leber und leiten es in die V. cava inferior.

Es gibt verschiedene *portokavale Anastomosen*, die bei Erkrankungen Bedeutung erlangen, insbesondere bei einem Pfortaderhochdruck aufgrund einer Leberzirrhose. Der erhöhte Druck in der Pfortader kann eine oder mehrere dieser Anastomosen öffnen: Der normale Pfortaderblutfluss kehrt sich um, wodurch das Pfortaderblut in die großen Körpervenen fließt, was wiederum klinisch relevante Folgen haben kann.

Befunde

Dieser Patient hat **Ösophagusvarizen** (die erweiterten Venen der endoskopischen Untersuchung) aufgrund einer Anastomose zwischen der *V. gastica sinistra* (2) und der *V. azygos*. Durch eine Druckerhöhung können die Ösophagusvarizen rupturieren, wodurch es zu einer lebensbedrohlichen oberen Gastrointestinalblutung kommt. Eine weitere Anastomose ist die zwischen der *V. paraumbilicalis* (im Lig. falciforme und Lig. teres hepatis) und den *Vv. epigastricae inferiores* (1), die bei einer Erweiterung um den Nabel herum auf der Bauchdecke deutlich sichtbar sind: **Caput medusa.**

Die dritte Anastomose (3) besteht zwischen der *V. rectalis superior*, die das Blut normalerweise in die V. mesenterica inferior leitet, und den *Vv. rectales inferiores et mediae*, die das Blut normalerweise in die Vv. iliacae leiten. Diese Anastomose kann **innere Hämorrhoiden** verursachen, die wiederum zu gastrointestinalen Blutungen führen können.

Therapie

Die Behandlung des Pfortaderhochdrucks ist in den meisten Fällen schwierig, ein künstlicher Shunt zwischen Pfortader und großen Körpervenen kann den Pfortaderhochdruck senken und somit zu einer Lebensverlängerung führen.

Gut zu wissen

Das Abdomen des Patienten ist aufgrund eines **Aszites** aufgetrieben: Die *Flanken wölben sich vor,* und *das Perkussionsgeräusch ist dumpf.*

Bei einer schweren Zirrhose kann die Leber das Bilirubin nicht mehr verarbeiten, und es kommt zu einer **Gelbsucht (Ikterus).**

Anatomie und Embryologie

Fall 21

Anamnese

Ein 42-jähriger Mann stellt sich mit Schmerzen im unteren Rückenbereich vor, die vor zwei Wochen begonnen hätten. Der Patient berichtet, die Schmerzen hätten kurz nach schwerer Gartenarbeit eingesetzt. Er verneint motorische Schwäche und Sensibilitätsverlust. Die bisherige Krankengeschichte ist unauffällig.

Körperliche Untersuchung

Die Beweglichkeit der Wirbelsäule ist aufgrund der Schmerzen eingeschränkt. Sie stellen im Bereich der Lendenwirbelsäule Muskelverspannungen fest. Die sonstige Untersuchung ist ohne Befund.

Labor

Anzahl der Blutkörperchen: normal
Schema der Bänder der Wirbelsäule und eines Lendenwirbels: s. Abb. 21.1.

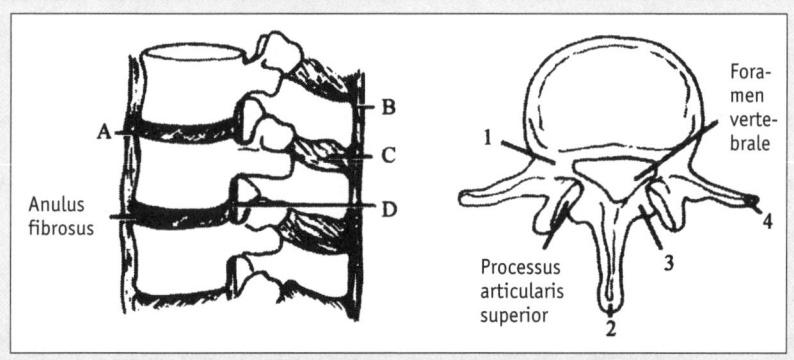

Abb. 21.1: Schema der Bänder der Wirbelsäule und eines Lendenwirbels.
Aus: Wilhite, J.M.: „Thoracic and lumbosacral spine." In: Mellion, M.B. et al (eds.). Team Physician's Handbook, 3rd ed. Philadelphia, Hanley & Belfus, 2002, p. 460; mit Genehmigung.

Fragen

- Benennen Sie die mit A–D bezeichneten Bänder und mit 1–4 bezeichneten Teile des Wirbelkörpers.
- Wie viele Hals-, Brust- und Lendenwirbel gibt es?
- Auf welcher Höhe endet das Rückenmark beim Erwachsenen und beim Kleinkind?
- Aus welcher Arterie entspringt die A. spinalis anterior?

Thema Anatomie der Wirbelsäule

Diskussion

Die Wirbelsäule besteht aus 7 *Hals-, 12 Brust- und 5 Lendenwirbeln.* Die Wirbelkörper weisen entsprechend ihrer Höhe einige Unterschiede auf. In ihren Processus transversi (Querfortsätzen) haben die Halswirbel Foramina transversa, in denen die Vertebralarterien verlaufen. Die Brustwirbel haben Gelenkflächen, die mit den Rippen artikulieren, und die Wirbelkörper werden nach unten hin immer größer.

Anatomie

Jeder Wirbel besteht aus einem ventral liegenden Körper und einem dorsal liegenden Wirbelbogen, mit Ausnahme des Atlas (C1), der einen vollständigen Ring bildet und keinen Wirbelkörper besitzt. Der Dens des Axis (C2) ist ein besonders geformter Wirbelkörper. Jeder Wirbelbogen besteht nach vorne hin aus zwei **Pediculi** (1), die sich nach hinten zur **Lamina arcus vertebrae** (3) verbinden. Dort, wo die Pediculi in die Laminae übergehen, treten nach lateral die *Processus transversi* (4) hervor. An der Verbindungsstelle der beiden Laminae springt nach dorsal der *Processus spinosus* hervor (2).
Die Zeichnung der lumbalen Bänder der Wirbelsäule trifft auch für die Brust- und Halswirbelsäule zu. Das **Lig. longitudinale anterius** (A) verläuft entlang der Vorderfläche der Wirbelkörper. Das **Lig. longitudinale posterius** verläuft entlang der Rückfläche der Wirbelkörper als vordere Begrenzung des Canalis spinalis.
Das **Lig. flavum** (nicht abgebildet) verläuft an der hinteren Begrenzung des Canalis spinalis entlang den Vorderflächen der Laminae arcus vertebrae (3: ein linker Arcus vertebrae). Die **Ligg. interspinalia** verlaufen zwischen den Processus spinosi (C). Die **Ligg. supraspinalia** (B) verbinden die Spitzen der Dornfortsätze, sie liegen dorsal der Ligg. interspinalia.

Gut zu wissen

Bei einem Kleinkind endet das Rückenmark etwa in Höhe des **zweiten bis dritten** Lendenwirbelkörpers. Wenn das Kind wächst, endet das Rückenmark mit dem sich verjüngenden *Conus medullaris* in Höhe **des ersten oder zweiten Lendenwirbelkörpers.** Das *Filum terminale* ist eine verdickte Verlängerung der Pia mater, die von der Spitze des Conus medullaris zum Ende des Duralsacks (S2) zieht, von wo sie sich als Filum terminale externum bis zum Os coccygeum fortsetzt.
Die *A. spinalis anterior* entspringt aus den beiden **Aa. vertebrales** und verläuft an der Vorderfläche des Rückenmarks nach unten, wobei sie die *unteren zwei Drittel* des Rückenmarks mit Blut versorgt.

Anatomie und Embryologie

Fall 22

Anamnese

Eine 74-jährige Frau kommt einige Wochen nach einem Schlaganfall zur Nachsorgeuntersuchung. Die Patientin klagt über Schwierigkeiten beim Schlucken und über Heiserkeit. Sie fragt sich, ob das Folgen des Schlaganfalls sein könnten. Sie leidet seit längerem an einer Hypertonie und nimmt Atenolol ein. Aus der Familienanamnese sind ein Myokardinfarkt bei der Mutter und ein Schlaganfall beim Vater bekannt.

Körperliche Untersuchung

Die Augenbewegungen sind normal, die Pupillen sind gleich groß, der Pupillenreflex ist normal, es lassen sich keine Gesichtsfeldausfälle feststellen. Auch die Beweglichkeit der Gesichtsmuskulatur ist normal, ebenso die Sensibilität der Gesichtshaut. Die Stimme der Patientin klingt heiser. Sie sagt, das habe kurz nach dem Schlaganfall begonnen. Der Würgereflex fehlt, und die Patientin hat Schwierigkeiten, das Gaumensegel zu heben. Der Geschmackssinn im ganzen Zungenbereich ist normal. Alle anderen Untersuchungsbefunde sind unauffällig.

Labor

Hb: normal
Leukozyten: normal
Elektrolyte: normal

Fragen

- Welcher Hirnnerv ist wahrscheinlich betroffen?
- Welche Muskeln bzw. sensorischen Gebiete innerviert er?
- Wo am Hirnstamm entspringt dieser Nerv?
- Die Läsion welches Hirnnerven würde dazu führen, dass man den Kopf nicht mehr nach einer Seite drehen kann und dass eine Schulter schlaff herabhängt? Wenn dieser Nerv auf der rechten Seite geschädigt wäre, auf welcher Seite wären dann die Ausfälle?

Thema Nervus vagus (X)

Diskussion

Die Vagusfasern entspringen aus vier Kerngebieten im **Hirnstamm** *(Ncl. ambiguus, Ncl. dorsalis n. vagi, Ncl. spinalis n. trigemini, Ncll. tractus solitarii)*. Der N. vagus innerviert verschiedene Strukturen von den Hirnhäuten bis hinunter zum Bauchraum, dazu gehören: der äußere Gehörgang, ein Teil der vorderen Ohrmuschel, der Pharynx, der Gaumen, der Kehlkopf, Brust- und Baucheingeweide, der Gastrointestinaltrakt vom Ösophagus über Magen, Dünndarm, Colon ascendens und Colon transversum bis zur linken Kolonflexur.
Allgemein-somatoafferente Fasern versorgen das äußere Ohr und die Hirnhäute. *Allgemein-viszeroafferente Fasern* versorgen die Lunge, die Baucheingeweide und die Dehnungsrezeptoren von Lunge, Herz und Aortenbogen. *Speziell-viszeroafferente Fasern* leiten die Geschmacksinformationen aus dem hinteren Bereich der Mundhöhle (nicht der Zunge!), während *allgemein-viszeromotorische Fasern* den Herzvorhof, Ösphagus (Peristaltik!), die Bronchien, den Magen-Darm-Trakt bis zur linken Kolonflexur, Leber, Pankreas, Niere und Gallenblase versorgen. *Speziell-viszeromotorische Fasern* versorgen die quer gestreifte Muskulatur von Gaumen, Rachen und Kehlkopf.

Befunde

Bei einer Läsion des N. vagus klagen die Patienten in der Regel über **Schluckbeschwerden** (Dysphagie) und/oder **Heiserkeit** (wenn der N. laryngeus recurrens geschädigt ist). Die Patienten können das **Gaumensegel nicht mehr heben,** und der **Würgereflex fehlt** (der N. glossopharyngeus ist der *afferente* Weg dieses Reflexes, der N. vagus der *efferente* Weg).

Gut zu wissen

Der rechte **N. laryngeus recurrens** biegt um die A. subclavia und zieht nach oben zwischen Ösophagus und Trachea zum Kehlkopf. Der linke N. laryngeus recurrens biegt *nahe beim Lig. arteriosum um den Aortenbogen* und zieht ebenfalls nach oben zwischen Ösophagus und Trachea zum Kehlkopf.
Bei manchen Patienten mit Magengeschwür werden die Vagusfasern, die den Magen innervieren, chirurgisch ausgeschaltet, um die *Säureproduktion zu reduzieren*.
Eine Läsion des N. accessorius (XI) verursacht eine Lähmung der **Mm. sternocleidomastoideus** und **trapezius** auf der gleichen Seite. Klinisch finden sich eine hängende Schulter und ein etwas **vorstehendes Schulterblatt** auf der Seite der Läsion, während der Patient den **Kopf nicht mehr zur Gegenseite drehen** kann.

Anatomie und Embryologie

Fall 23

Anamnese

Sie werden gebeten, ein Kind mit Herzgeräuschen zu untersuchen. Das Kind ist eine Frühgeburt. Die Mutter war zu einem frühen Zeitpunkt der Schwangerschaft an Röteln erkrankt.

Körperliche Untersuchung

Das Kind ist klein, aber aktiv, es scheint kurzatmig zu sein. Bei der Auskultation des Thorax hören Sie oben links parasternal ein raues, maschinenähnliches Geräusch. Alle anderen Untersuchungsbefunde sind unauffällig.

Labor

Hb: normal
Elektrolyte: normal
Kardiovaskuläre Strukturen des Kindes: s. Abb. 23.1.

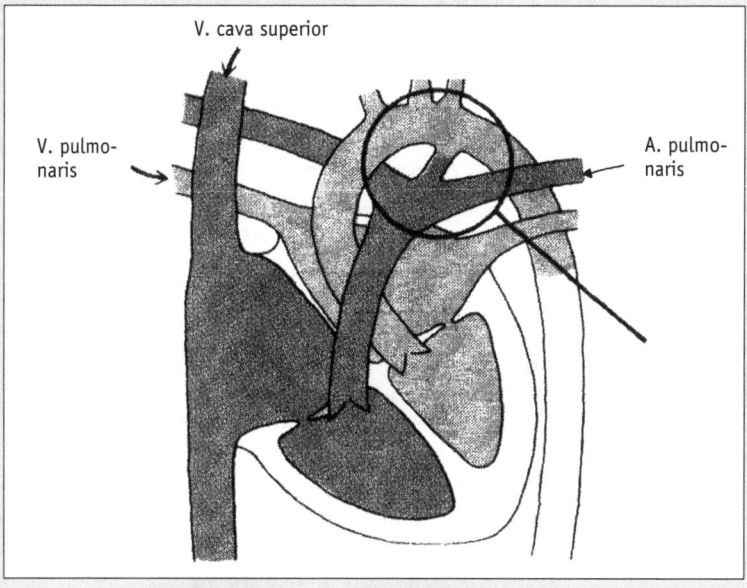

Abb. 23.1: Kardiovaskuläre Strukturen des Patienten.
Aus: Guyton, A.C.: „Heart sounds: Dynamics of valvular and congenital heart defects." In: Guyton Textbook of Physiology, 8th ed. Philadelphia, WB Saunders, 1991, p. 259; mit Genehmigung.

Fragen

- Benennen Sie die abnorme, eingekreiste Struktur.
- Welche Aufgabe hat diese Struktur in utero? Welche nach der Geburt?
- Welche physiologischen Entwicklungen finden nach der Geburt statt, die die funktionelle und anatomische Rückbildung dieser Struktur verursachen?
- Welche Medikamente wirken auf diese Struktur ein?

Thema: Offener Ductus arteriosus (Botalli)

Diskussion

Im Uterus wird die Atemfunktion von der Plazenta übernommen und die Lungen werden nicht zur Sauerstoffversorgung benötigt. Die kollabierten, sich entwickelnden Lungen und der niedrige Sauerstoffdruck im fetalen Blutkreislauf führen zu einem hohen Widerstand in den Pulmonalarterien. In utero ist der Druck in der Aorta niedriger als in den Pulmonalarterien. Das Blut gelangt aus dem rechten Ventrikel in die Pulmonalarterie und fließt hauptsächlich durch eine besondere Arterie, den *Ductus arteriosus*, der – dicht unter dem Ursprung der linken A. subclavia – die Pulmonalarterie mit dem Aortenbogen verbindet.

Bei der Geburt entfalten sich die Lungen des Kindes und füllen sich mit Luft. Dadurch nehmen der Widerstand in den Lungengefäßen und der Druck in den Pulmonalarterien ab. Gleichzeitig sistiert der Blutfluss durch die Plazenta, und der Druck im arteriellen System steigt. Es resultiert ein höherer Druck in der Aorta als in den Pulmonalarterien, und in der Folge kommt es zeitweise zu einer Stromumkehr des Blutflusses durch den Ductus arteriosus. Man nimmt an, dass die höhere Sauerstoffkonzentration im Blut nach der Geburt (über Prostaglandine vermittelt) die Konstriktion der glatten Muskulatur des Ductus arteriosus verursacht, wodurch sich normalerweise der Ductus innerhalb weniger Tage verschließt.

Befunde

Bei einigen Kindern, insbesondere bei Frühgeburten, kann der Ductus arteriosus offen bleiben und einen Links-rechts-Shunt verursachen, da der hohe Aortendruck das Blut durch den offenen Ductus in die Pulmonalarterien presst. Es resultiert ein erhöhter pulmonaler Blutfluss, der die Atemfunktion beeinträchtigen und zu erhöhter Atemfrequenz und zur Linksherzhypertrophie bis -insuffizienz führen kann. In der Auskultation hört man links parasternal über dem 2. ICR ein raues Maschinengeräusch.

Therapie

Um den offenen Ductus zu verschließen, gibt man Prostaglandinsynthesehemmer (z.B. **Indometacin**). Diese Substanzen hemmen die Produktion von Prostaglandin E, das für die Vasodilatation des Ductus verantwortlich ist. Wenn Indometacin nicht wirkt, wird der offene Ductus mit einer **Ligatur chirurgisch verschlossen.** Bei bestimmten angeborenen Herzfehlern (z.B. Trikuspidal- oder Pulmonalatresie) muss der Ductus absichtlich mit **Prostaglandin E$_1$** offen gehalten werden, bis eine chirurgische Therapie erfolgen kann.

Gut zu wissen

Ein offener Ductus arteriosus tritt gehäuft im Zusammenhang mit einer **Rötelnerkrankung** der Mutter (und in Folge des Kindes) auf.

Wenn der Ductus sich verschließt, wird er zum **Lig. arteriosum.**

Anatomie und Embryologie

Fall 24

Anamnese

Ein 34-jähriger Mann klagt über Sensibilitätsstörungen und Muskelschwäche. Der Patient sagt, vor ein paar Monaten hätte der Sensibilitätsverlust in den Schultern und Oberarmen begonnen und seitdem sei er immer stärker geworden. Zusätzlich habe sich in diesem Bereich eine zunehmende Muskelschwäche entwickelt. Der Patient hat weder Schmerzen noch Fieber, keine Kopfschmerzen, keine Verletzungen, keinen Gewichtsverlust, kein Anfallsleiden und keinen Nachtschweiß. Seine bisherige Krankengeschichte und die Familienanamnese sind unauffällig. Der Patient trinkt nicht, raucht nicht, nimmt keine Medikamente ein und ernährt sich gesund.

Körperliche Untersuchung

Sie stellen einen Verlust der Schmerz- und Temperaturempfindung im Bereich des Nackens, der Schultern und der Oberarme fest. Die Vibrationsempfindung und die feine Tastempfindung sind erhalten. Weiterhin stellen Sie eine beidseitige Atrophie der Hand- und Unterarmmuskulatur mit resultierender Muskelschwäche fest, auch die Reflexe sind in diesem Bereich abgeschwächt.

Labor/weitere Untersuchungen

Hb: normal
BSG: normal
Verteilungsmuster der Rückenmarksläsion: s. Abb. 24.1 (dunkelgraue Bereiche).

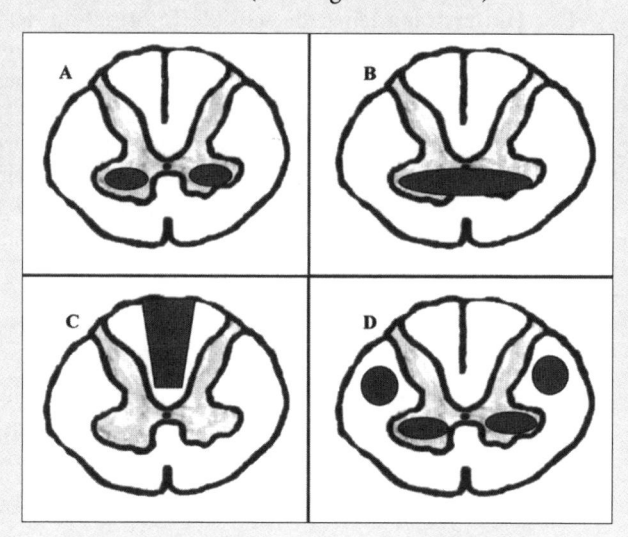

Abb. 24.1: Verteilungsmuster bei verschiedenen Rückenmarksläsionen.

Fragen

- Welche der Abbildungen erklärt die neurologischen Ausfälle dieses Patienten? Wie nennt man diese Erkrankung?
- Ordnen Sie die anderen Abbildungen folgenden Erkrankungen zu: amyotrophe Lateralsklerose, Rückenmarkssyphilis (Tertiärstadium), Poliomyelitis.

Diagnose   Syringomyelie

Diskussion

Bei der Syringomyelie bilden sich abnorme, flüssigkeitsgefüllte Hohlräume im Rückenmark. Die Ursache ist meist idiopathisch (d.h. unbekannt), kann aber auch aufgrund von Entwicklungsfaktoren (z.B. im Rahmen eines Arnold-Chiari-Syndroms), Traumen oder Tumoren im Rückenmark auftreten. Die Höhlenbildung beginnt oft im **Zentrum des Zervikalmarks** im Bereich um den *Zentralkanal* und dehnt sich zunehmend aus.

Befunde

Bei der Syringomyelie kommt es zu einer ganz spezifischen Reihenfolge und Verteilung der neurologischen Symptome, da zunehmend mehr Rückenmarksbahnen betroffen sind (B). Zu Beginn wird die Commissura alba anterior zerstört und die kreuzenden Fasern des Tractus spinothalamicus werden unterbrochen, was zu einem **bilateralen Verlust der Schmerz- und Temperaturempfindung in einem kapuzenförmigen Bereich** – wie bei diesem Patienten – führt. Wenn sich die Höhlenbildung in die Vorderhörner ausbreitet, werden die unteren Motoneurone zerstört und es kommt zu einer *Schwäche der Hand- und Armmuskulatur.*
A zeigt beidseitige Läsionen der Vorderhörner, die die Vorderhornzellen zerstören und zum Untergang der unteren Motoneurone führen, wie bei der **Poliomyelitis** oder der **Werdnig-Hoffman-Erkrankung**. C zeigt eine Läsion im Hinterstrang, wie sie bei **Tabes dorsalis (Syphilis)** und **Vitamin-B_{12}-Mangel** auftritt. D zeigt die **Läsionen bei amyotropher Lateralsklerose,** bei der die unteren (Vorderhörner) *und* oberen (lateraler Tractus corticospinalis) Motoneurone betroffen sind.
Der **Hinterstrang** leitet die sensible Information der epikritischen Sensibilität *(feine Berührungsempfindung, Lagesinn und Vibrationsempfindung)* der ipsilateralen Seite. Diese Bahn kreuzt in der Medulla oblongata im Lemniscus medialis, daher führen entsprechende Rückenmarksläsionen zu ipsilateralen Ausfällen. Die **Tractus corticospinales** (Pyramidenbahnen) kreuzen in der Medulla oblongata (Tr. corticospinalis lat.) und im zervikalen Rückenmark (Tr. corticospinalis ant.) und verlaufen seitlich im Rückenmark. Entsprechende Läsionen des Rückenmarks verursachen ipsilaterale Ausfälle der oberen Motoneurone, während Läsionen oberhalb der Kreuzung (z.B. Schlaganfall) zu kontralateralen Ausfällen führen.

Gut zu wissen

Vitamin-B_{12}-Mangel, der meist bei perniziöser Anämie auftritt, kann nicht nur die Hinterstrangbahnen schädigen, sondern auch die Kleinhirnseitenstrangbahnen und die Pyramidenbahnen. Die Folgen sind eine Ataxie und Ausfälle der oberen Motoneurone. Das Krankheitsbild wird als *funikuläre Myelose* bezeichnet.

Anatomie und Embryologie

Fall 25

Anamnese

Ein 17-jähriger Junge, der aus dem Mittelmeerraum stammt, kommt wegen eines Attests für den Schulsport zur Routineuntersuchung in Ihre Praxis. Er fühlt sich kerngesund. Die bisherige Krankengeschichte ist ohne Befund, der Patient nimmt keine Medikamente ein und geht regelmäßig zum Training. Aus der Familienanamnese ist eine Anämie bekannt.

Körperliche Untersuchung

Bis auf eine leichte Blässe der Schleimhäute ist der Untersuchungsbefund völlig normal.

Labor

Hb: leicht erniedrigt
Anzahl der Leukozyten: normal
Thrombozyten: normal
Hämoglobinelektrophorese: HbA_2: erhöht; HbF: erhöht
Fe: normal
Ferritin: normal
Peripherer Blutausstrich (s. Abb. 25.1): Mikrozytose, Hypochromie, Targetzellen (Pfeile).

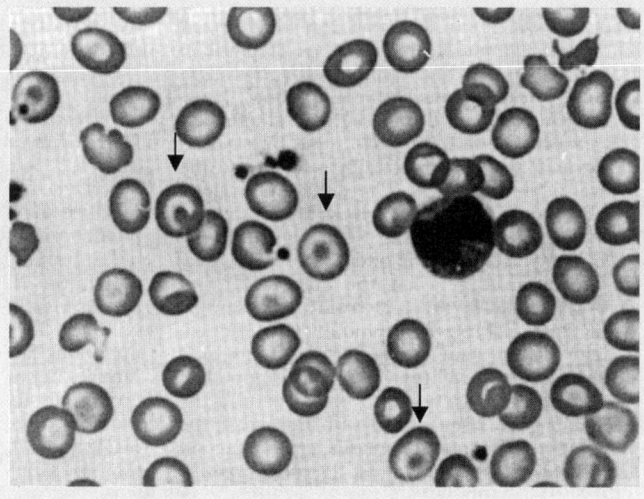

Abb. 25.1: Peripherer Blutausstrich des Patienten.
Aus: Nienhuis, A.W./Wolfe, L.: The thalassemias. In: Nathan, D.G./Oski, F.A. (eds.): Hematology of Infancy and Childhood, 3rd ed. Philadelphia, WB Saunders, 1997, p. 735; mit Genehmigung.

Fragen

- Welche Erkrankung hat der Patient?
- Welche Bevölkerungsgruppe ist meistens betroffen?

Diagnose Thalassämie

Diskussion

Der Patient hat die Minorvariante der β-Thalassämie. Das *Hämoglobin A_1* des Erwachsenen enthält zwei α-Globin- und zwei β-Globinketten (αα/ββ), das wesentlich geringer vorhandene HbA_2 zwei α- und zwei δ-Ketten (αα/δδ). Es gibt vier α-Globin-Gene (zwei Paar), die auf dem *Chromosom 16* liegen. Dagegen gibt es nur zwei β-Globin-Gene auf dem *Chromosom 11*. Mutationen dieser Gene können zu Synthesestörungen oder zum Fehlen der entsprechenden Globinketten und damit zu einem relativen Überschuss der nicht betroffenen Ketten führen. Die Anzahl der betroffenen Gene korreliert mit der Schwere der Erkrankung. Eine verminderte Globinbildung führt zu **hypochromen** (blassen) Erythrozyten, während der Überschuss der nicht betroffenen Ketten zu einer **ineffektiven Erythropoese** und **peripheren Hämolyse** führt. Der klinische Schweregrad kann von asymptomatischen Formen bis zum intrauterinen Tod reichen. Am häufigsten ist die Thalassämie bei Menschen aus Afrika, dem mittleren Osten, dem Mittelmeerraum (gr. thalassa = Meer) und Asien.

Befunde

Bei Patienten, die von klinisch manifester α-Thalassämie betroffen sind (drei α-Gene fehlen: sog. *Hämoglobin-H-Erkrankung*), treten bereits intrauterin Störungen auf, da α-Ketten das fetale Hämoglobin (HbF: αα/γγ) und die Hämoglobine A_1/A_2 bilden und daher alle wichtigen Formen des Hämoglobins betroffen sind. Patienten, die überhaupt keine normalen Kopien des α-Gens besitzen (homozygote Form), sterben bereits intrauterin auf Grund der Hypoxie **(Hydrops fetalis).** Da es jedoch vier Kopien des α-Gens gibt, können Patienten mit nur ein oder zwei fehlerhaften Kopien des α-Gens genügend α-Globinketten bilden und sind meist asymptomatisch („stille" Überträger).

Patienten mit einer β-Thalassämie sind normalerweise asymptomatisch bis zum **Alter von 4 bis 5 Monaten,** da sie bei der Geburt genügend fetales Hämoglobin (αα/γγ) haben. Ein kleinerer Gendefekt (ein Allel des β-Globin-Gens ist betroffen: Thalassaemia minor) ist asymptomatisch, aber ein totaler β-Globin-Gendefekt *(Thalassaemia intermedia)* oder zwei abnormale Gene *(Cooley-Anämie oder Majorform der β-Thalassämie)* verursachen eine schwere, behandlungsbedürftige Anämie, da nur noch HbF und HbA_2 synthetisiert werden können.

Diagnose und Therapie

Alle Formen lassen sich mit der **Hämoglobinelektrophorese** diagnostizieren. In schweren Fällen ist eine kurative Therapie durch Knochenmarkstransplantation möglich.

Gut zu wissen

Erwachsene mit einer asymptomatischen Form der Thalassämie haben **mikrozytäre, hypochrome Erythrozyten, Targetzellen** (Pfeile in der Abb.) und normalerweise eine asymptomatische, **leichte Anämie,** die man mit einer Eisenmangelanämie verwechseln kann. Bei Patienten mit Thalassämie sind jedoch die **Eisenwerte** im Gegensatz zu Patienten mit Eisenmangelanämie **normal.** Bei der Minorform der β-Thalassämie ist nach einem **erhöhten Hämoglobin-A_2-** oder **erhöhten Hämoglobin-F-Spiegel** zu suchen, die *nicht* bei einer α-Thalassämie minor vorhanden sind, da beide α-Ketten enthalten. *Bei diesen Patienten ist die Gabe von Eisen kontraindiziert* (Gefahr der Eisenüberladung!).

Anatomie und Embryologie

Fall 26

Anamnese

Ein 52-jähriger Mann klagt über Schmerzen im unteren Rückenbereich, die in die rechte Hüfte und nach lateral in den rechten Oberschenkel ausstrahlen. Außerdem fühle sich sein rechtes Bein manchmal „plump" an. Die Symptome hätten vor einem Monat begonnen, nachdem der Patient etwas Schweres hochgehoben hatte, und seien nach und nach immer heftiger und häufiger geworden. Der Patient ist dick, hat aber keine anderen medizinischen Probleme und nimmt keine Medikamente. Gewicht habe er in letzter Zeit nicht verloren. Die Familienanamnese ist unauffällig.

Körperliche Untersuchung

Sie stellen am rechten Bein einen im Vergleich zum linken Bein abgeschwächten Femoralisreflex fest. Auch die Dorsalflexion im rechten Fußgelenk ist abgeschwächt. Weiterhin finden Sie einen Sensibilitätsverlust auf dem rechten Fußrücken einschließlich der mittleren Zehen und der Region zwischen dem großen und dem zweiten Zeh und an der Lateralseite des rechten Beins. Sie finden ein positives Lasègue-Zeichen: Die passive Beugung des gestreckten Beins im Hüftgelenk beim liegenden Patienten löst heftige Schmerzen im Gesäß- und Oberschenkelbereich aus.

Labor und Untersuchungsergebnisse

Hb: normal
Leukozyten: normal
MRT der Lendenwirbelsäule:
s. Abb. 26.1.

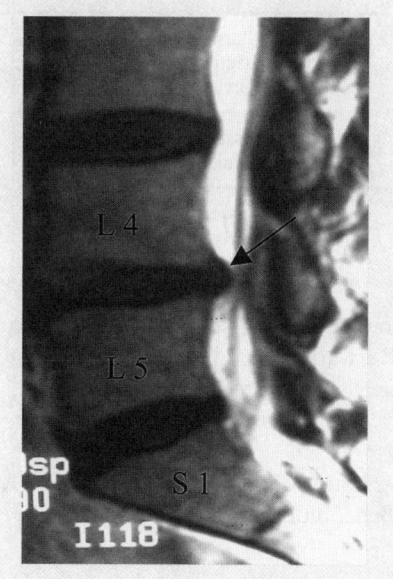

Abb. 26.1: MRT der Lendenwirbelsäule.

Fragen

- Auf welche Struktur deutet der Pfeil im MRT?
- Welche Nervenwurzel ist bei diesem Patienten betroffen?
- Wo tritt dieser Schaden am häufigsten auf?

Diagnose: Bandscheibenvorfall in der Lendenwirbelsäule

Diskussion

Der *Pfeil* in der Abbildung zeigt auf den Discus vertebralis L4/L5, der nach hinten hervortritt (vgl. die anderen Disci). Dadurch kommt es auf der rechten Seite zu einer Reizung der Nervenwurzel L5. Mit zunehmendem Alter kann es zu einer Degeneration der Zwischenwirbelscheiben kommen, wodurch der **Nucleus pulposus** durch einen Riss im **Anulus fibrosus**, der ihn umgibt, herausquellen kann. Infolgedessen kommt es zu Rückenschmerzen, Verspannungen und neurologischen Symptomen, die durch die Reizung der entsprechenden Nervenwurzel ausgelöst werden.

Der Bandscheibenvorfall erfolgt gewöhnlich in posterolateraler Richtung, wodurch die nächst tiefer gelegene ipsilaterale Nervenwurzel geschädigt wird, z. B. drückt die prolabierte Bandscheibe L4/L5 auf die Nervenwurzel L5. Die untere Lendenwirbelsäule (d. h. die Bandscheiben L5/S1 und L4/L5) ist am häufigsten betroffen, gefolgt von der unteren Halswirbelsäule (C5/C6 und C6/C7).

Befunde

Tab. 26.1: Lokalisation des Bandscheibenvorfalls und entsprechende motorische und sensorische Ausfälle

Bandscheibe *(Nervenwurzel)*	Reflex/Motorik	Sensorik
L5/S1 *(S1)*	**Achillessehnenreflex** **Plantarflexion**	Lateralseite von Fuß, Bein und Hüfte, laterale Zehen
L4/L5 *(L5)*	Biceps-femoris-Reflex (selten) **Dorsalflexion des Fußes**	Fußrücken, mediale Zehen, Haut zwischen erstem und zweitem Zeh, Lateralseite des Oberschenkels/Beins
L3/L4 *(L4)*	**Patellarsehnenreflex** M. quadriceps femoris, M. gluteus medius	Medial- und Vorderseite des Unterschenkels
C5/C6 *(C6)*	**Bizepssehnenreflex** M. deltoideus, M. biceps brachii	Daumen und Zeigefinger
C6/C7 *(C7)*	**Trizepssehnenreflex** M. triceps brachii, Streckmuskulatur des Unterarms	Zeige- und Mittelfinger

Ein selten auftretender, **ganz seitlich liegender Bandscheibenvorfall** kann die einen Abschnitt höher als erwartet liegende Nervenwurzel reizen, z. B. kann ein lateraler Bandscheibenvorfall L4/L5 die Nervenwurzel L4 statt L5 reizen.

Therapie

Bei Versagen der konservativen Maßnahmen (z. B. Ruhe, Physiotherapie, Schmerzmittel) ist eine operative Behandlung angezeigt.

Gut zu wissen

Bei Verdacht auf eine Meningitis wird eine *Lumbalpunktion* durchgeführt. Hierbei wird eine Nadel in den Rückenmarkskanal eingeführt, um Rückenmarksflüssigkeit zu gewinnen. Die Nadel durchdringt der Reihenfolge nach folgende Strukturen: Haut, oberflächliche Faszie, Lig. supraspinale, Lig. interspinale, Lig. flavum, Fettgewebe einschließlich des Plexus venosus vertebralis, Dura mater und Arachnoidea.

Anatomie und Embryologie

Fall 27

Anamnese

Eine 76-jährige Frau klagt über starke Bauchschmerzen, die vor ein paar Sunden eingesetzt hätten und schlimmer geworden seien. Aus der Krankengeschichte der Patientin sind Bluthochdruck, eine schwere Atherosklerose und zwei Myokardinfarkte bekannt. Die Patientin nimmt verschiedene Medikamente gegen Bluthochdruck und erhöhte Cholesterinwerte ein. In ihrer Familie sind verschiedene Fälle von Myokardinfarkt und Schlaganfall aufgetreten.

Körperliche Untersuchung

Die körperliche Untersuchung ergibt eine starke abdominelle Abwehrspannung, Darmgeräusche sind kaum zu hören. Sie vermuten eine Ischämie und veranlassen eine Angiographie der Aorta abdominalis und ihrer Abgänge.

Labor/weitere Untersuchungen

Hb: niedrig
Leukozyten: normal
A. abdominalis: s. Abb. 27.1.

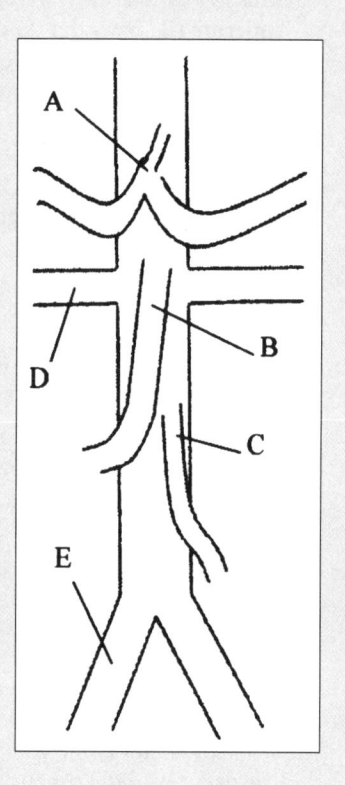

Abb. 27.1: Aorta abdominalis und ihre Abgänge.

Fragen

- Erklären Sie die räumliche Beziehung zwischen Aorta, V. cava inferior und Ösophagus bei ihrem Durchtritt durch das Zwerchfell (von vorne nach hinten und die Höhe im Bezug auf die Wirbelsäule).
- Welche räumliche Beziehung besteht zwischen A. abdominalis, Wirbelsäule und V. cava inferior?
- Nennen Sie die Hauptabschnitte der A. abdominalis und die Hauptarterien, die aus der A. abdominalis hervorgehen (A–E). Welche Darmsegmente werden beim Embryo von A, B und C versorgt?
- Welches Darmsegment wird bei einer Ischämie bevorzugt geschädigt, weil es im Grenzgebiet zwischen dem von der A. mesenterica superior und der A. mesenterica inferior versorgten Bereich liegt?

Thema: Aorta abdominalis und ihre Abgänge

Diskussion

Die Pars thoracica aortae wird bei ihrem Durchtritt durch das Zwerchfell zur Aorta abdominalis. Sie tritt zusammen mit dem **Ductus thoracicus** und der **V. azygos** auf Höhe von Th12 dorsal des Ösophagus und der V. cava inferior, die am weitesten vorne liegt, durch den Hiatus aorticus des Zwerchfells. Die Aorta abdominalis liegt ventral der Wirbelsäule links von der Mittellinie und der V. cava inferior.

Der embryologische **Vorderdarm** (Ösophagus bis Duodenum, einschließlich Leber und Pankreas), **Mitteldarm** (Duodenum bis Flexura coli sinistra) und **Hinterdarm** (Flexura coli sinistra bis Rektum) werden vom **Truncus coeliacus** (A) bzw. von der **A. mesenterica superior** (B) bzw. der **A. mesenterica inferior** (C) versorgt. Blutgerinnsel, z.B. aufgrund eines Vorhofflimmerns, können in diese Arterien (vorzugsweise die A. mesenterica sup.) verschleppt werden und zu einer Embolie mit nachfolgender Ischämie führen. Eine chronische Ischämie kann sich aufgrund einer Atherosklerose oder Mangeldurchblutung, z.B. durch Hypotension, entwickeln.

Da die *Flexura coli sinistra* im Grenzgebiet der Versorgung von A. mesenterica superior und A. mesenterica inferior liegt (Cannon-Böhmscher Punkt), kann sich in diesem Bereich leicht eine Ischämie entwickeln.

Befunde

Eine schwere Ischämie im Bauchraum kann zu einem lebensbedrohlichen *Eingeweideinfarkt* führen (Mortalität > 50%). In aller Regel handelt es sich um **hämorrhagische** Infarkte, und die Patienten können blutige Durchfälle mit starken Bauchschmerzen und Abwehrspannung haben. Der betroffene Darmabschnitt muss häufig chirurgisch entfernt werden, um eine Perforation zu verhindern, die zu *Sepsis, Schock und Tod* führen kann.

Gut zu wissen

Die Aa. renales (D) entspringen aus der Aorta etwas kaudaler als die A. mesenterica superior in Höhe von L1. Die linke A. renalis entspringt meist etwas höher. Die Aorta teilt sich in die **Aa. iliacae communes** (E) auf Höhe von L4.

Der Ösophagus durchtritt das Zwerchfell zusammen mit dem **N. vagus** durch den *Hiatus oesophageus* auf Höhe von *Th10*. Die V. cava tritt auf Höhe von *Th8* durch das Zwerchfell.

Die drei Äste des Truncus coeliacus sind die **A. hepatica communis**, die **A. lienalis** und die **A. gastrica sinistra**.

Anatomie und Embryologie

Fall 28

Anamnese

Ein 62-jähriger Mann klagt über Schmerzen in der linken Gesichtshälfte und Taubheit. Er sagt, die Symptome hätten vor einem Monat begonnen und seien stärker geworden. Die Krankengeschichte des Patienten ist unauffällig, er war bisher immer gesund und nimmt keine Medikamente. Auch die Familienanamnese ist unauffällig.

Körperliche Untersuchung

Die Sensibilität in den mit A, B und C bezeichneten Bezirken ist deutlich herabgesetzt. Der Patient hat Schwierigkeiten, die Zähne fest aufeinander zu beißen, und Sie bemerken, dass der Kaumuskel auf der linken Seite im Vergleich zu dem der rechten Seite atrophiert ist. Der Kornealreflex fehlt. Der übrige neurologische und allgemeine Untersuchungsbefund ist unauffällig.

Labor

Anzahl der Blutkörperchen: normal
Elektrolyte: normal

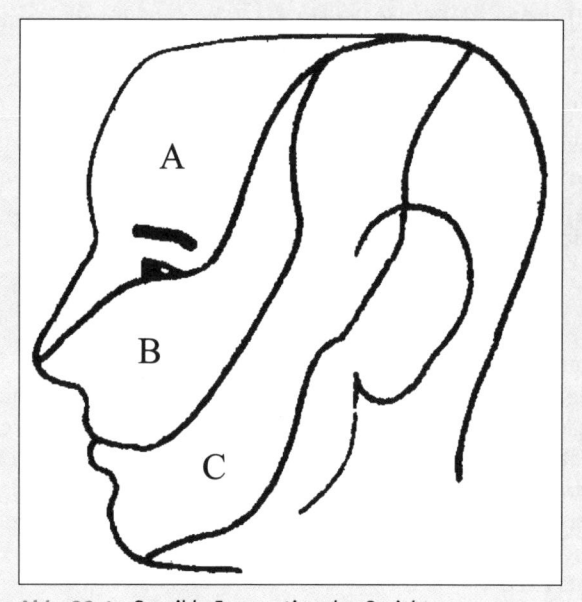

Abb. 28.1: Sensible Innervation des Gesichts.

Fragen

- Welche Nerven sind für die sensible Versorgung der Gebiete A, B und C verantwortlich? Aus welchem Teil des ZNS entspringen diese Nerven?
- Welcher Nerv ist betroffen, wenn es zu einer Muskelschwäche und Atrophie wie bei diesem Patienten kommt?
- Welche anderen anatomischen Strukturen werden von den gefragten Nerven innerviert?

Thema Nervus trigeminus (V)

Diskussion

Der N. trigeminus verlässt den Hirnstamm an der Lateralseite des Pons, er ist der erste Kiemenbogennerv. Er führt *allgemein-somatosensible Fasern* der Haut und Schleimhäute des Gesichts, der Augen und der Mund- und Nasenhöhlen. Er ist der **afferente Schenkel des Kornealreflexes,** der efferente Schenkel ist der N. facialis (VII). Der N. trigeminus führt auch *speziell-viszeromotorische Fasern* für die Kaumuskulatur (Mm. temporalis, masseter, pterygoidei lateralis und medialis), M. tensor tympani, M. veli palatini, M. mylohyoideus und den Venter anterior des M. digastricus.

Der N. trigeminus gabelt sich in drei große Äste, die ihre Zellkörper im *Ganglion trigeminale* (Ganglion Gasseri) haben, das in der Fossa cranialis media liegt. Der *N. ophthalmicus (V1)* ist für die sensible Versorgung der Haut im Gebiet A zuständig und tritt durch die **Fissura orbitalis superior** in die Orbita. Der *N. maxillaris (V2)* versorgt den Bereich B sensibel und tritt im **Foramen rotundum** durch die Schädelbasis. Der *N. mandibularis (V3)* versorgt den Bereich C sensibel und tritt durch das **Foramen ovale.**

Befunde

Eine Läsion des N. trigeminus kann zu einem **Sensibilitätsverlust im Gesicht, einem Verlust des Kornealreflexes** und **Kaumuskelschwäche** führen. Klinisch wird die Muskelschwäche auf der betroffenen Seite am deutlichsten, wenn der Patient die Zähne aufeinander beißt. Beim Öffnen des Kiefers weicht der Unterkiefer zur Seite der Schädigung (!) ab.

Die Ursache der Symptome des Patienten lässt sich mit den vorliegenden Angaben nicht feststellen. Eine *Trigeminusneuralgie* (Tic douloureux) ist eine Überempfindlichkeit des N. trigeminus. Kleinste Berührungsreize verursachen einen heftigen, scharfen, stechenden Schmerz im Hautareal von V3 oder V2. Die motorischen Funktionen sind unbeeinträchtigt, die Ursache ist unbekannt. Andere Ursachen für eine Schädigung des N. trigeminus: Schlaganfall, Tumor, Infektionen (z. B. Herpes) und multiple Sklerose.

Gut zu wissen

Innervation der Zunge: Der N. trigeminus versorgt mit sensiblen Fasern die *vorderen 2/3 der Zunge* (N. lingualis), die Geschmacksfasern (speziell-viszeroafferent) dieser Region stammen aber aus dem N. facialis. Der N. glossopharyngeus (IX) versorgt allgemein-somatoafferent (Sensibilität) und speziell-viszeroafferent (Geschmack) das *hintere Drittel der Zunge*. Der N. vagus führt speziell-viszeroafferente (Geschmacks-)Fasern von der *Epiglottis* und allgemein-somatoafferente Fasern (Sensibilität) für die Schleimhaut des Kehlkopfs und den kaudalen Rachenbereich. Alle *Zungenmuskeln* bis auf den M. palatoglossus (N. vagus) werden vom N. hypoglossus (XII) innerviert.

Das äußere Ohr wird von vier verschiedenen Hirnnerven sensibel versorgt: N. trigeminus, N. facialis, N. glossopharyngeus, N. vagus.

Anatomie und Embryologie

Fall 29

Anamnese

Ein 7-jähriges Mädchen wird wegen eines kürzlich festgestellten Bluthochdrucks in Ihrer Praxis vorgestellt. Das Mädchen hat ein Turner-Syndrom, ansonsten ist seine bisherige Krankengeschichte unauffällig. Es nimmt keine Medikamente.

Körperliche Untersuchung

Die Untersuchung des Herz-Kreislauf-Systems ergibt einen Bluthochdruck in den oberen Extremitäten, während der Blutdruck in den unteren Extremitäten im Normalbereich liegt. Die Femoralispulse sind im Vergleich zu den Radialispulsen deutlich verzögert und abgeschwächt. Bei der Auskultation hören Sie ein systolisches Geräusch in der Mitte des oberen Rückenbereichs.

Labor/weitere Untersuchungen

Anzahl der Blutkörperchen: normal
Thorax-Röntgen: beidseitige Rippenusuren
Pars thoracica aortae: s. Abb. 29.1.

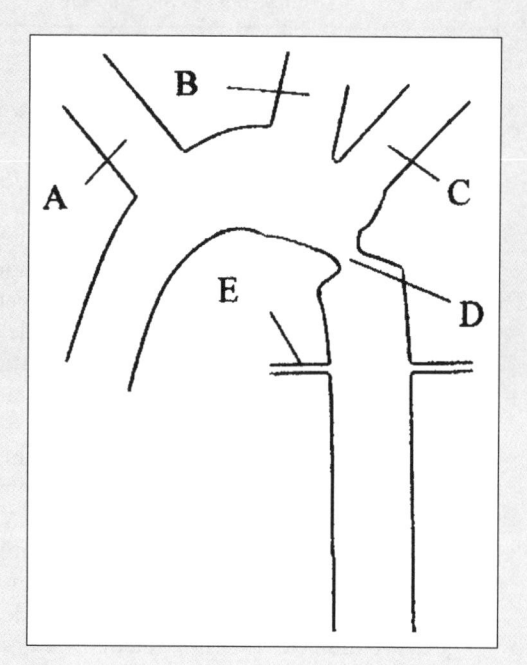

Abb. 29.1: Pars thoracica aortae der Patientin (schematisch).

Fragen

- Benennen Sie die drei mit A, B und C bezeichneten Arterien, die aus dem Aortenbogen entspringen.
- Wie heißt die mit D bezeichnete Veränderung?
- Welche wichtigen Kollateralgefäße (E) hypertrophieren bei diesem Krankheitsbild? Beschreiben Sie den Kollateralkreislauf, zu dem diese Gefäße gehören.
- Welche Strukturen bilden sich aus den sechs embryonalen Aortenbögen?

Thema: Pars thoracica aortae und Aortenisthmusstenose

Diskussion

Der Arcus aortae und der Truncus pulmonalis entwickeln sich aus den sechs embryonalen Aortenbögen. Die drei Hauptäste, die aus der Aorta abgehen, sind der Truncus brachiocephalicus (A), die A. carotis communis sinistra (B) und die A. subclavia sinistra (C).

Befunde

Aortenbogen	Strukturen, die sich daraus entwickeln
1	A. maxillaris
2	A. hyoidea und A. stapedia
3	A. carotis communis und proximaler Abschnitt der A. carotis interna
4	rechts: Truncus brachiocepalicus und proximaler Abschnitt der A. subclavia dextra, links: Teil des Arcus aortae
5	bildet sich vollständig zurück
6	Truncus pulmonalis, links zusätzlich Ductus arteriosus

Eine Aortenfehlbildung ist die *Aortenisthmusstenose* (D), die sich üblicherweise hinter dem **Abgang der A. subclavia sinistra und dem Ansatz des Lig. arteriosum** (Ductus arteriosus) entwickelt (postduktal). In einigen Fällen liegt die Einengung proximaler, d. h. oberhalb der Einmündung des Ductus arteriosus (präduktale Aortenisthmusstenose). Die präduktale Form wird in der Regel sehr früh im Leben diagnostiziert, da sie zu größeren kardiovaskulären Störungen führt. Eine postduktale Isthmusstenose führt typischerweise zu einem **Bluthochdruck in den oberen Extremitäten,** während der Blutdruck in den unteren Extremitäten deutlich niedriger liegt, und zu einer Verzögerung des Femoralispulses gegenüber dem Radialispuls. Ein systolisches Geräusch kann vorliegen.

Eine postduktale Aortenisthmusstenose führt zur Entwicklung eines Kollateralkreislaufs zwischen der präduktalen und postduktalen Aorta, um die unteren Extremitäten mit Blut zu versorgen. Bei einem Weg anastomosieren die Aa. intercostales posteriores (E) aus dem postduktalen Abschnitt der Aorta mit den Rami intercostales anteriores der **Aa. thoracicae internae** (die aus der A. subclavia entspringen). Ein anderer Kollateralkreislauf bildet sich zwischen der *A. epigastrica superior* (zusammen mit der A. musculophrenica einer der beiden Endzweige der A. thoracica interna) und der *A. epigastrica inferior* (ein Zweig der A. iliaca externa).

Gut zu wissen

Bei einer länger bestehenden unbehandelten Aortenisthmusstenose hypertrophieren die A. intercostales posteriores und führen zu **Usuren** an der Unterkante der Rippen, wo die Gefäße und Nerven verlaufen. Diese Rippenusuren sind bei der dritten bis achten Rippe als ein Zeichen einer Aortenisthmusstenose im Röntgenbild sichtbar. Die ersten beiden Aa. intercostales posteriores werden aus dem **Truncus costocervicalis** versorgt, der aus der A. subclavia entspringt. Daher entwickeln sich an den ersten beiden Rippen keine Usuren.

Anatomie und Embryologie

Fall 30

Anamnese

Sie untersuchen ein 2-jähriges Mädchen mit verzögerter geistiger und sprachlicher Entwicklung. Die Geburt verlief komplikationslos, obwohl die Mutter während der ersten drei Monate der Schwangerschaft an Röteln erkrankt war. Bisher sind bei dem Kind ein angeborener Herzfehler und Katarakte bekannt, die operativ korrigiert wurden. Die Mutter sagt, das Kind scheine ihr insgesamt verlangsamt und habe noch kein Wort gesprochen, obwohl Kinder normalerweise im Alter von neun bis zwölf Monaten ihre ersten Wörter sprechen. Die Mutter glaubt auch, dass ihr Kind taub sein könnte.

Körperliche Untersuchung

Die Untersuchung ergibt, dass das Kind taub ist und nicht sprechen kann. Auch die motorische Entwicklung scheint verzögert, und es hat einen kleinen Schädel (Mikrozephalus).

Labor

Hb: normal
Leukozyten: normal
Elektrolyte: normal

Fragen

- Könnte die Rötelnerkrankung der Mutter mit den Symptomen des Kindes im Zusammenhang stehen? Wodurch werden Röteln verursacht?
- Für welche Mikroorganismen, die eine intrauterine Infektion hervorrufen, steht die Abkürzung TORCH?
- *Richtig oder falsch:* Kinder können eine HIV-Infektion von der Mutter intrauterin oder nach der Geburt über die Muttermilch erwerben.
- Welches ist der kritischste Zeitraum einer Teratogenexpostition für den Fetus? Wie heißt dieser Zeitraum und wie lang ist er?

Thema: Intrauterine Infektionen und TORCH-Komplex

Diskussion

TORCH steht für eine Gruppe von Erregern, die von der Mutter während der Schwangerschaft auf den Fetus übertragen werden können (siehe unten). In einigen Fällen kommt es infolgedessen zu schweren Fehlbildungen.

Der kritischste Zeitraum für den Fetus für eine Teratogenexposition ist während der ersten **drei bis acht Wochen nach der Empfängnis** (Embryonalperiode), da während dieser Zeit die **Organogenese** stattfindet. Auch danach können bestimmte Teratogene (z. B. HIV) die Frucht schädigen. Intrauterine fetale Infektionen sind eine Form von Teratogenen. Die Erreger gelangen über die *Plazentaschranke* in den Fetus. Allerdings können nicht alle Erreger die Plazentaschranke passieren: Die meisten Viren können es, Bakterien *nicht*.

Befunde

Intrauterine fetale Infektionen können eine geistige Unterentwicklung, Mikrozephalie, niedriges Geburtsgewicht und andere Störungen verursachen. TORCH bezeichnet die klassischen Erreger:

Toxoplama gondii: ein Protozoon, das auf die Mutter klassischerweise von Katzen übertragen wird. Es kann beim Kind Kalkeinlagerungen im Gehirn und geistige Unterentwicklung verursachen.

Other Infectious Microorganisms: z. B. Masern, Mumps, Hepatitis B, Coxsackie-B-Virus und Syphilis

Rötelnvirus: führt bei einer Infektion während der ersten drei Monate typischerweise zu *kardiovaskulären Defekten* (offener Ductus arteriosus, Ventrikelseptumdefekt), *Taubheit* und *Katarakt*.

Cytomegalievirus: am häufigsten. Kann zu Gehirnverkalkungen und geistiger Unterentwicklung führen (Bild ähnlich Toxoplasmose, wird aber nicht von Katzen übertragen).

Herpesvirus: verursacht typischerweise eine Extremitätenhypoplasie und Narbenbildung der Haut – bzw. *HIV*, das intrauterin über die Plazentaschranke oder postpartal über die *Muttermilch* erworben werden kann (Frauen mit HIV dürfen daher nicht stillen).

Prävention und Therapie

Die Prävention ist die wichtigste Maßnahme zur Verhinderung dieser Erkrankungen: routinemäßige Impfungen gegen Röteln, Hepatitis und Windpocken; schwangere Frauen sollten den Kontakt mit Katzen vermeiden; die Übertragungsrate kann durch Behandlung der Mutter und des Kindes gesenkt werden, z. B. durch intravenöse Gabe von Hepatitis-B-Immunglobulin oder Entbindung durch Kaiserschnitt, wenn die Mutter an Herpes genitalis erkrankt ist.

Gut zu wissen

Infektionen der Mutter und des Neugeborenen, die während der Schwangerschaft erworben wurden, können auch mit geringen klinischen Zeichen oder asymptomatisch verlaufen (d. h., es treten nicht immer Fehlbildungen auf). Oft werden Fehlbildungen, wie z. B. geistige Unterentwicklung, erst im Verlauf der Kindheit entdeckt.

Anatomie und Embryologie

Fall 31

Anamnese

Ein 2-jähriges Kind wird Ihnen vorgestellt. Das Kind war zunehmend müde geworden, und bei der Auskultation wurde ein Herzgeräusch festgestellt. Die Mutter will von Ihnen wissen, was die Ursache dafür ist und was man therapeutisch tun müsse. Anamnestisch ist nichts weiteres bekannt, das Kind nimmt keine Medikamente ein.

Körperliche Untersuchung

Die Auskultation des Herzens ergibt ein lautes holosystolisches Geräusch mit Punctum maximum über dem linken unteren Sternalrand. Die übrigen Befunde sind unauffällig.

Labor

Hb: normal
Leukozyten: normal
Echokardiogramm: ergibt einen Defekt bzw. ein Loch in der Struktur, die die Herzkammern C und D trennt (siehe Abb. 31.1).

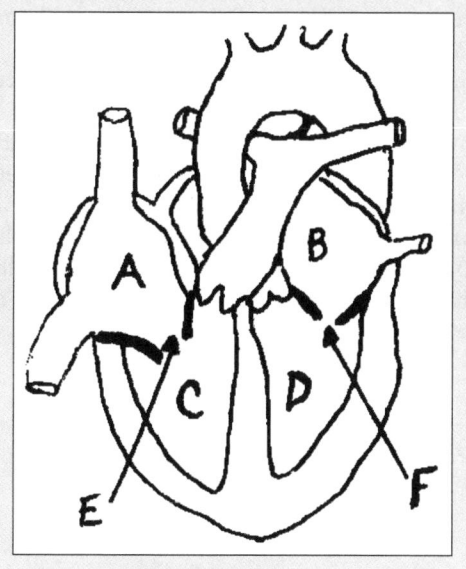

Abb. 31.1: Herzkammern und -klappen beim gesunden Herzen, schematisch.

Fragen

- Benennen Sie die mit A bis D bezeichneten Herzstrukturen.
- Benennen Sie die mit E und F bezeichneten Herzklappen.
- Wie nennt man den im Echokardiogramm festgestellten Defekt?
- Beschreiben Sie den Weg eines Erythrozyten (d.h. die Strukturen, die er beim gesunden Erwachsenen passiert) von der V. cava bis in die Aorta.

Thema Herzsepten und Septumdefekte

Diskussion

Das **Septum interatriale** (Vorhofseptum) trennt den linken vom rechten Vorhof. Es bildet sich aus dem **Septum primum,** das sich zuerst formt, dem **Septum secundum,** das sich danach bildet, und den *Endokardkissen.* Das Foramen ovale ist eine Öffnung im Septum secundum, durch die das sauerstoffreiche Blut aus der Plazenta in den großen Kreislauf gelangt. Es verschließt sich normalerweise kurz nach der Geburt.
Das **Ventrikelseptum** bildet sich aus dem **muskulären Septum** (Pars musculare: untere zwei Drittel des Ventrikelseptums) und dem **membranösen Septum** (Pars membranacea), das den freien Rand des muskulären Septums mit den *Endokardkissen* verbindet.

Befunde

Die häufigsten **Vorhofseptumdefekte (ASD)** sind **Ostium-secundum-Defekte** aufgrund eines inkompletten Verschlusses des Septum secundum. **Ostium-primum-Defekte** (inkompletter Verschluss des Ostium primum) kommen seltener vor, sind meistens aber schwerwiegender, da sie in der Regel mit Fehlbildungen der Segel- und Mitralklappen einhergehen. Ein offenes Foramen ovale wird von einem ASD unterschieden, obwohl es ähnliche pathophysiologische Folgen hat. Patienten mit einem ASD sind *häufig bis in das Erwachsenenalter symptomfrei.* Bei der Auskultation finden sich typischerweise eine **fixierte (atemunabhängige) Spaltung des 2. Herztons** und evtl. ein *frühdiastolisches* Geräusch.
Ein **Ventrikelseptumdefekt (VSD),** wie bei dem Patienten in diesem Fall, beruht in der Regel auf einem fehlenden Verschluss im *membranösen Abschnitt* des Ventrikelseptums. Die Endokardkissen können mit betroffen sein, wodurch der Defekt schwerwiegender wird. Es gibt aber auch Defekte des muskulären Septums. **VSDs sind die häufigsten kongenitalen Herzfehler** und sind assoziiert mit dem *fetalen Alkoholsyndrom, Down-Syndrom* und *TORCH-Infektionen* (Mikroorganismen, die Fehlbildungen beim Fetus auslösen können: **T**oxoplasma, „**O**ther Infectious Microorganisms", **R**ötelnviren, **C**ytomegalieviren, **H**erpes-simplex-Viren). Patienten mit VSD haben **holosystolische Herzgeräusche,** die am besten am linken unteren Sternalrand zu auskultieren sind.

Therapie

Falls erforderlich, erfolgt eine operative Therapie. Viele VSDs sind bei der Geburt nur sehr klein und verschließen sich häufig von selbst.

Gut zu wissen

Beim normalen Herzen fließt das Blut aus den großen Körpervenen in den *rechten Vorhof (A)*, dann durch die *Trikuspidalklappe (E)* in den *rechten Ventrikel (C)*. Aus dem rechten Ventrikel strömt das Blut durch die *Pulmonalklappe* in die *A. pulmonalis*. Nach Sauerstoffanreicherung in der Lunge fließt es über die *Pulmonalvenen* durch die *Mitralklappe (F)* in den *linken Ventrikel (D)*. Der linke Ventrikel pumpt das Blut durch die Aortenklappe in die Aorta.

Anatomie und Embryologie

Fall 32

Anamnese

Ein 12-jähriges Mädchen wird Ihnen vorgestellt, da es zahlreiche „Knubbel" auf der Haut entwickelt habe. Die Mutter des Kindes sei an einer „seltenen Krankheit" verstorben, die Familie wisse den Namen der Krankheit allerdings nicht. Die Mutter habe aber auch zahlreiche „Geschwülste auf der Haut" gehabt, einige davon seien ziemlich groß gewesen. Die Mutter sei schließlich an einem Hirntumor verstorben. Das Kind ist gesund und nimmt keine Medikamente ein.

Körperliche Untersuchung

Die körperliche Untersuchung ergibt pigmentierte Hamartome der Iris (Lisch-Knötchen), zahlreiche, große, hellbraune Café-au-Lait-Flecken und Hunderte weiche subkutane Knoten und gestielte Hauttumoren (Abb. 32.1). Der Hörtest ergibt ein eingeschränktes Hörvermögen auf dem rechten Ohr.

Labor

Hb: normal
MRT des Gehirns: großes rechtsseitiges Akustikusneurinom mit Befall des VIII. Hirnnervs.

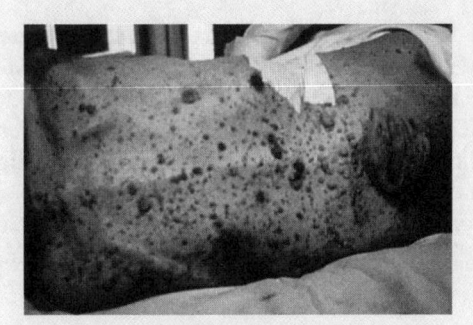

Abb. 32.1: Aspekt der Hautläsionen
Aus: Fitzpatrick, J. E./Aeling, J. L. (eds.): Dermatology secrets (color panels). Philadelphia, Hanley & Belfus, 1996; mit Genhmigung.

Fragen

- Was ist Ihre Verdachtsdiagnose?
- Glauben Sie, die Erkrankung des Kindes steht mit der der Mutter in Zusammenhang? Weshalb bzw. weshalb nicht (d.h., wie ist die Erblichkeit der vermuteten Erkrankung des Kindes)?
- Welche Chromosomen sind betroffen?
- Wie nennt man die gezeigten Hautläsionen?

Diagnose: Neurofibromatose

Diskussion

Bei der Neurofibromatose unterscheidet man Typ 1 (NF-1) und Typ 2 (NF-2). Beide Typen werden *autosomal-dominant* vererbt, haben aber eine *hohe spontane Mutationsrate* (50%), weshalb nicht alle Patienten eine entsprechende Familienanamnese haben. NF-1 ist wesentlich häufiger als NF-2 und beruht auf einem Defekt des Gens auf **Chromosom 17,** das für **Neurofibromin** codiert. Dieses Protein ist ein Tumorsuppressorgen, das normalerweise die Funktion des p21-*ras*-Onkoproteins hemmt, das mit zahlreichen Tumoren in Verbindung gebracht wird. NF-2 beruht auf der Mutation eines Tumorsuppressorgens auf dem **Chromosom 22,** das eine Rolle bei der Verbindung des Zytoskeletts mit Membranproteinen spielt.

Befunde

Die Patienten entwickeln häufig Tumoren. Die Hauttumoren, die die meisten NF-1-Patienten entwickeln, sind neuronalen Ursprungs (periphere Nerven), sie heißen **Neurofibrome.** Diese Tumoren enthalten ein Gemisch aus *Nervengewebe, Schwann-Zellen und Fibroblasten.* Zusätzlich können sowohl Patienten mit NF-1 als auch solche mit NF-2 **Neurinome** (**Neurilemmome** oder **Schwannome**) entwickeln. Diese bestehen in erster Linie aus Schwann-Zellen und enthalten im Gegensatz zu Neurofibromen *kein Nervengewebe.* Typischerweise befallen die Neurinome den VIII. Hirnnerv, sie werden *Akustikusneurinome* oder *Akustikus-Schwannome* genannt.

Die klassischen Hauteffloreszenzen von NF-1-Patienten sind bei Geburt (vor dem Auftreten von Neurofibromen) die **Café-au-Lait-Flecken:** pigmentierte, braune, flache Flecken (Maculae). Typischerweise sind mehr als fünf Flecken vorhanden. Bei NF-1 ist außerdem in der Regel *ein pigmentiertes Irishamartom* (**Lisch-Knötchen**) vorhanden. Obwohl sowohl Patienten mit NF-1 als auch solche mit NF-2 Akustikusneurinome haben können, sind **beidseitige Akustikusneurinome** fast pathognomonisch für NF-2.

Patienten mit Neurofibromatose haben ein hohes Risiko, andere Neoplasmen, wie ein Phäochromozytom, Meningeome oder Optikusgliome zu entwickeln. Neurofibrome können maligne entarten.

Gut zu wissen

Die Familie der *ras*-Proteine spielt eine wichtige Rolle bei der Signaltransduktion, die zur Zellteilung führt. Diese Proteine wandeln extrazelluläre Signale um. Schließlich führt die Kaskade, die mit den ras-Proteinen begonnen hat, zur Aktivierung von *Zelltranskriptionsfaktoren,* die an der Zellteilung beteiligt sind. **Ungefähr ein Drittel aller Karzinome des Menschen** enthalten eine oder mehrere Mutationen der *ras*-Proteine.

Anatomie und Embryologie

Fall 33

Anamnese

Sie werden gebeten, drei Patienten mit möglichen erblichen Erkrankungen genetisch zu beraten.

Patient 1 hat epileptische Anfälle, eine leichte geistige Behinderung und im Gesicht multiple Läsionen, die einem Adenoma sebaceum entsprechen. Im MRT des Gehirns zeigen sich eine abnorme Verteilung des Nervenzellgewebes und multiple Knoten im Hirnparenchym, die seit Jahren nicht gewachsen sind. Aus der bisherigen Krankengeschichte sind multiple Angiomyolipome der Niere und ein Rhabdomyom des Herzens bekannt. Der Vater und die Großmutter des Patienten hatten die gleiche Erkrankung.

Bei Patientin 2 sind Hämangioblastome des Kleinhirns und der Retina sowie bilaterale Nierenzellkarzinome bekannt. Außerdem hat sie Zysten in der Leber und im Pankreas. Der Vater und der Großvater der Patientin hatten die gleiche Erkrankung.

Die Familie von Patient 3 ist sowohl väterlicher- als auch mütterlicherseits von Hautkrebs betroffen (keine Melanome), und auch er selbst hat Hautkrebs. Die Laboruntersuchung ergibt einen angeborenen DNS-Reparaturdefekt nach UV-Schädigungen.

Fragen

- Welche erblichen Erkrankungen haben die Patienten 1, 2 und 3?
- Wie werden sie vererbt?
- Was ist die Ataxia teleangiectatica? Wie wird sie vererbt?

Thema Erbliche Neoplasien

Diskussion

Obwohl sie selten sind, liefern einige erbliche Neoplasien wichtige Einblicke in die Mechanismen der Krebsentstehung.

Befunde

Die **tuberöse Hirnsklerose** (Patient 1) wird *autosomal-dominant* vererbt. Sie ist charakterisiert durch die klinische Trias **Adenoma sebaceum, epileptische Anfälle** und **geistige Behinderung.** Unter Adenoma sebaceum versteht man *Angiofibrome* des Gesichts, die ein wenig wie Pickel aussehen. Die Patienten haben ein hohes Risiko, seltene Tumoren zu entwickeln, insbesondere **Angiomyolipome der Niere, Rhabdomyome des Herzens** und **subependymale Riesenzellastrozytome.** Die betroffenen Patienten entwickeln häufig auch *Hamartome (Gliazellknoten) im ZNS,* so genannte *Tubera,* die sich als Knoten im MRT darstellen (wie bei diesem Patienten).

Auch die **von-Hippel-Lindau-Erkrankung** (Patientin 2) wird *autosomal-dominant* vererbt. Die Patienten entwickeln sehr häufig **Hämangioblastome der Retina und des Kleinhirns** (sie können auch im Hirnstamm und im Rückenmark auftreten), **Nierenkarzinome** und *Zysten in der Leber, den Nieren* und *dem Pankreas.* Das defekte Gen liegt auf dem *Chromosom 3.*

Das **Xeroderma pigmentosum** (Patient 3) wird *autosomal-rezessiv* vererbt. Die Patienten entwickeln häufig **Hautkrebs** aufgrund eines *DNS-Reperaturdefekts nach UV-Licht-induzierter Bildung von Pyrimidindimeren.* Diese Dimere können Transkriptionsfehler und in einigen Fällen Krebs verursachen.

Gut zu wissen

Die **Ataxia teleangiectatica** wird *autosomal-rezessiv* vererbt. Sie ist charakterisiert durch eine **zerebelläre Ataxie, multiple Teleangiektasien** in der Haut und den Augen und Immundefekte. Die Reparaturmechanismen von Schäden durch *ionisierende Strahlung* sind eingeschränkt, und die Patienten haben ein erhöhtes Risiko, Lymphome zu entwickeln.

Die **Fanconi-Anämie** und das **Bloom-Syndrom** sind zwei weitere seltene, *autosomal-rezessiv* vererbte Erkrankungen, bei denen das Risiko für Neoplasien durch DNS-Reparaturdefekte erhöht ist. Man kann DNS-Reparaturmechanismen als Tumorsuppressorgene auffassen. In der Regel müssen beide Genkopien defekt sein, damit das Risiko für Neoplasien signifikant erhöht ist.

Anatomie und Embryologie

Fall 34

Anamnese

Ein 46-jähriger Mann wird wegen plötzlich einsetzender, heftigster Kopfschmerzen und Bewusstseinsstörung in die Notaufnahme gebracht. Bevor der Patient kaum mehr ansprechbar und desorientiert wurde, hatte er seiner Frau gegenüber geklagt, er habe die „schlimmsten Kopfschmerzen" seines Lebens. Aus der bisherigen Krankengeschichte ist eine Hypertonie bekannt, gegen die er täglich Atenolol einnimmt. Ansonsten war er bisher gesund und hatte kein Schädeltrauma.

Körperliche Untersuchung

Der Patient hat eine Nackensteife, sein Bewusstsein ist eingeschränkt und er ist desorientiert. Es lassen sich keine umschriebenen neurologischen Ausfälle feststellen, die körperliche Untersuchung ergibt ansonsten einen Normalbefund.

Labor

Anzahl der Blutkörperchen: normal
Lumbalpunktion mit Analyse der Rückenmarksflüssigkeit: Anzahl der Leukozyten normal, zahlreiche Erythrozyten
MRT des Gehirns: Subarachnoidalblutung mit einem Aneurysma, anscheinend der A. communicans anterior
Schema des Circulus arteriosus cerebri: s. Abb. 34.1

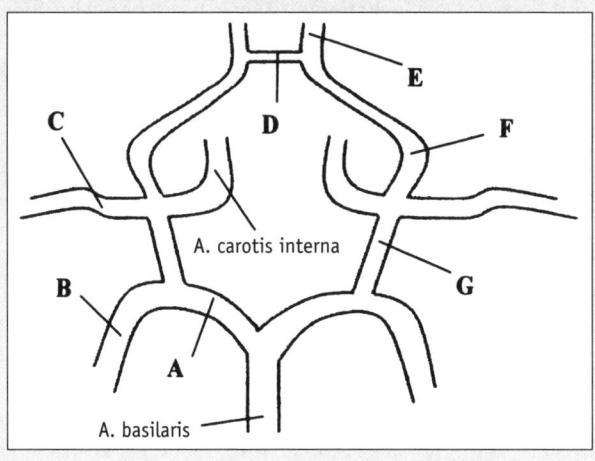

Abb. 34.1: Circulus arteriosus cerebri (Circulus Willisii).

Fragen

- Aus welcher der bezeichneten Strukturen hat sich das Aneurysma des Patienten anscheinend entwickelt?
- Wie heißen die anderen anatomischen Strukturen (A–G)?
- Was versteht man unter dem vorderen bzw. hinteren Hirnkreislauf? Aus welchen beiden Hauptgefäßen werden diese gespeist?

Thema Circulus arteriosus cerebri (Circulus Willisii)

Diskussion

Der Circulus arteriosus cerebri ist ein Anastomosensystem, das den vorderen, hinteren, rechten und linken Hirnkreislauf von Hirn und Hirnstamm verbindet. Der vordere Hirnkreislauf wird aus den Aa. carotides internae gespeist und ist der Hauptweg für die Blutversorgung der Hirnhemisphären. Der hintere Hirnkreislauf wird von den Aa. vertebrales gespeist und versorgt den Hirnstamm und den hinteren Bereich der Hirnhemisphären.

Die Endäste der A. carotis interna sind der Reihe nach: A. ophthalmica, **A. communicans posterior (G)** und A. choroidea anterior. Die A. carotis interna teilt sich in die A. cerebri anterior (E *und* F) und die A. cerebri media (C). Die beiden Aa. cerebri anteriores sind durch die **A. communicans anterior** (D) verbunden.

Die **A. basilaris** bildet sich durch die Vereinigung der **Aa. vertebrales** nachdem sie die Aa. inferiores posteriores cerebelli abgegeben haben. Die A. basilaris gibt einige Äste ab (der Reihenfolge nach: Aa. inferiores anteriores cerebelli, Aa. pontis, Aa. superiores cerebelli), bevor sie sich in die beiden **Aa. cerebri posteriores** (A *und* B) aufteilt. Die Aa. cerebri posteriores sind jeweils über eine A. communicans posterior mit der A. carotis interna verbunden, wodurch der Circulus arteriosus cerebri sich schließt.

Befunde

Aneurysmen, d.h. krankhafte Erweiterungen von Blutgefäßen, können sich auch im Circulus arteriosus cerebri entwickeln. Es handelt sich klassischerweise um **kongenitale, sakkuläre** Aneurysmen, die in Zusammenhang mit einer **Hypertonie** oder einer **Zystenniere** auftreten. Bei einer Aneurysmaruptur wie bei diesem Patienten, kommt es zu einer Subarachnoidalblutung, einem Schlaganfall, oft mit Todesfolge. Die Patienten klagen typischerweise über die **schlimmsten Kopfschmerzen ihres Lebens** („Vernichtungskopfschmerz") und haben eine **Bewusstseinseintrübung.** Eine Nackensteife aufgrund der meningealen Reizung und Blut im Liquor cerebrospinalis sind typischerweise auch vorhanden.

Therapie

$1/3$ der Patienten sterben, bevor sie ärztlich versorgt werden können. Wenn die Subarachnoidalblutung spontan zum Stillstand kommt, haben die Patienten eine Überlebenschance und es erfolgt eine neurochirurgische Therapie.

Gut zu wissen

Die A. cerebri anterior versorgt hauptsächlich den medialen Bereich des Frontal- und Parietallappens. Ein Infarkt in diesem Versorgungsgebiet verursacht in der Regel kontralaterale motorische Ausfälle in der unteren Extremität entsprechend der Lokalisation der betroffenen Neurone (vgl. den Homunculus, d.h. die somatotopische Organisation des Motorkortex).
Die A. cerebri media versorgt u.a. die Lateralseite des Frontal-, Parietal- und Temporallappens. Infarkte in diesem Gebiet haben u.a. kontralaterale Ausfälle in der oberen Extremität und dem Gesicht sowie somatosensible Ausfälle auf der kontralateralen Seite zur Folge.

Anatomie und Embryologie

Fall 35

Anamnese

Ein Mann kommt zu Ihnen und klagt über Doppelbilder. Man habe ihm gesagt, er habe vor einer Woche einen leichten Schlaganfall gehabt. Seitdem sehe er alles doppelt. Das Doppeltsehen verstärke sich beim Blick nach links. Der Patient hat eine bekannte Hypertonie, einen Diabetes mellitus und eine Hypercholesterinämie. Er nimmt Enalapril, Insulin und Atorvastatin.

Körperliche Untersuchung

Die Augenuntersuchung ergibt symmetrische Pupillen, eine normale Akkommodations- und Lichtreaktion. Beim Blick nach vorne sind die Augen des Patienten normal ausgerichtet. Wenn Sie den Patienten bitten, nach links zu blicken, zeigt sich, dass sich sein linkes Auge im Gegensatz zum rechten nicht über die Mittellinie hinaus nach links bewegen kann (s. Abb. 35.1). Beim Blick nach rechts ergeben sich keine Auffälligkeiten. Alle anderen Untersuchungsbefunde sind normal.

Labor

Anzahl der Blutkörperchen: normal
BSG: normal

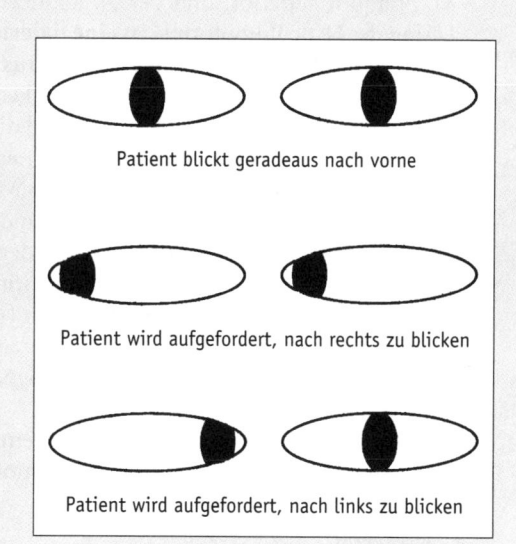

Abb. 35.1: Befunde bei der Augenuntersuchung des Patienten.

Fragen

- Welcher Hirnnerv ist bei diesem Patienten vermutlich betroffen?
- Welche drei Hirnnerven sind an der Augenbewegung beteiligt? Welche Muskeln innervieren sie?
- Welche Hirnnerven sind für die Änderung der Pupillenweite verantwortlich? Nennen Sie die klinischen Befunde des Horner-Syndroms. Wodurch wird dieses Syndrom verursacht?
- Über welche Hirnnerven läuft der Kornealreflex? Welcher davon ist der afferente und welcher davon ist der efferente Schenkel?

Thema: Innervation des Auges

Diskussion

Bei diesem Patienten ist der linke N. abducens (VI) betroffen (Abduzensparese). Das Auge wird von den Hirnnerven II–VII innerviert. Der N. opticus (II) leitet die visuelle Information aus der Retina in speziell somatisch afferenten Fasern. Der N. occulomotorius (III), der N. trochlearis (IV) und der N. abducens (VI) sind für die motorische Innervation der Augenmuskeln verantwortlich. Der N. oculomotorius innerviert auch den M. levator palpebrae und führt präganglionäre parasympathische Fasern aus dem **Ncl. Edinger-Westphal** zum Ganglion ciliare. Postganglionäre parasympathische Fasern innervieren den M. sphincter pupillae und die Mm. ciliares: ein parasympathischer Reiz führt zur **Pupillenkonstriktion** und **Akkommodation**.

Sympathische Nervenfasern aus T1–T2 bilden im **Ganglion cervicale superius** eine Synapse, postganglionäre Fasern folgen der A. carotis und der A. ophthalmica und innervieren die **Mm. tarsales** und den **M. dilator pupillae** in der Iris: Ein sympathischer Nervenreiz verursacht eine **Öffnung des Lids** und eine **Pupillendilatation**.

Befunde

Der N. oculomotorius (III) innerviert folgende Muskeln: M. rectus inferior, M. rectus superior, M. rectus medialis und M. obliquus inferior. Der N. trochlearis (IV) innerviert den M. obliquus superior, und der N. abducens (VI) innerviert den M. rectus lateralis. Eine Läsion des N. oculomotorius hat **eine fixierte Blickrichtung nach unten außen** zur Folge, da der M. obliquus superior und der M. rectus lateralis überwiegen. Der Patient kann mit dem betroffenen Auge **nur zur Seite hin** blicken. Die Patienten haben auch eine leichte Ptosis (Lähmung des M. levator palpebrae), und die Schädigung der parasympathischen Fasern hat eine fixierte Dilatation der Pupille (Mydriasis – Ausfall des M. sphincter pupillae) und den Verlust der Akkommodation (Ausfall des M. ciliaris) zur Folge.

Die Läsion des N. trochlearis verursacht eine **Blickeinschränkung nach unten** (Lähmung des M. obliquus superior) die beim Blick auf der betroffenen Seite nach medial unten noch deutlicher wird. Das Auge weicht nach oben innen ab. Außerdem kommt es zu Doppelbildern, die sich beim Blick nach unten verstärken (**vertikale Diplopie**).

Eine Läsion des N. abducens hat eine laterale Blicklähmung auf dem betroffenen Auge (**Einwärtsschielen**) und Doppelbilder zur Folge, die sich beim Blick in Richtung der betroffenen Seite verstärken (**horizontale Diplopie**).

Der Kornealreflex läuft über den N. trigeminus (V, afferenter oder sensorischer Schenkel), und den N. facialis (VII, efferenter oder motorischer Schenkel).

Gut zu wissen

Das Horner-Syndrom wird durch eine Läsion der zum Auge und Gesicht aufsteigenden sympathischen Nervenfasern verursacht. Grund ist typischerweise ein apikales Lungenkarzinom (Pancoast-Tumor). Bei diesem Syndrom kommt es zu einer ipsilateralen Miosis (weil der parasympathische Tonus in der Iris überwiegt), zu einer Ptosis (aufgrund der Lähmung der Mm. tarsales) und zu einer **Hemianhidrose** (d.h. auf der betroffenen Gesichtsseite ein Versiegen der Schweißsekretion, die über sympathische Fasern reguliert wird.)

Anatomie und Embryologie

Fall 36

Anamnese

Eine 56-jährige Frau kommt mit schweren Bauchschmerzen und Übelkeit in die Notaufnahme. Die Patientin sagt, die Schmerzen hätten vor einigen Stunden begonnen und seien seitdem immer stärker geworden. Die Schmerzen sind diffus. Die Patientin sagt, sie habe kein Gewicht verloren, aber „ein wenig" Fieber. Die bisherige Anamnese ist unauffällig, und die Patientin sagt, sie habe solche Schmerzen bisher noch nicht gehabt.

Körperliche Untersuchung

Der Befund ist bis auf eine leichte Temperaturerhöhung normal. Die Bauchdecke ist weich, aber es lässt sich ein diffuser Druckschmerz feststellen. Hinweise auf eine Peritonitis sind nicht vorhanden.

Labor

Anzahl der Blutkörperchen: leichte Leukozytose, alle anderen Blutwerte normal.
Abdomen-CT: axiale Aufnahmen mit i.v.- und oralem Kontrastmittel: s. Abb. 36.1.

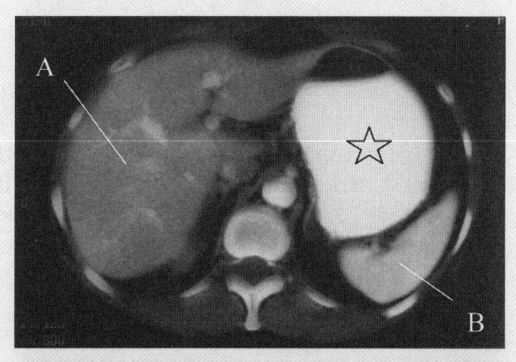

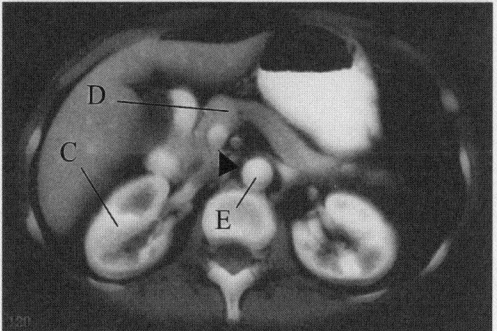

Abb. 36.1: Zwei Querschnitte im Abdomen-CT.

Frage

- Wie heißen die mit A–E bezeichneten Organe und Strukturen?

Thema Anatomie im Abdomen-CT

Diskussion

Bildgebende Verfahren, wie CT, MRT und Ultraschall werden zur Diagnostik von Erkrankungen eingesetzt. Anhand von solchen (Querschnitts-)Abbildungen kann man sein anatomisches Verständnis überprüfen und erweitern.

Werden orale oder intravenöse Kontrastmittel gegeben, so stellen sich die entsprechenden Strukturen *weiß* dar, wie in diesen CTs. Die mit dem Stern bezeichnete Struktur zwischen der Leber *(A)* und der Milz *(B)* ist der Magen, der *mit Kontrastmittel gefüllt* ist. Die Aorta *(E)* ist ebenfalls mit Kontrastmittel gefüllt und erscheint auch weiß. In der zweiten Aufnahme sind die Nieren *(C)* und das Pankreas *(D)* zu sehen.

Auf den axialen Standard-Querschnittsaufnahmen liegt **die rechte Seite des Patienten auf der linken Bildseite,** und *die Vorderseite (Bauchdecke) des Patienten liegt auf der Aufnahme oben*. Der Patient liegt bei der CT-Aufnahme auf dem Rücken, und wir stehen an seinen Füßen und schauen in Richtung seines Kopfes. Die Wirbelsäule sieht man auf den Aufnahmen genau unter der Aorta, da sie beim stehenden Patienten hinter ihr liegt.

Luft erscheint im CT schwarz, und Knochen und Kalzium erscheinen weiß (wie auf einer normalen Röntgenaufnahme). Flüssigkeit erscheint dunkelgrau, die meisten weichen Gewebe (z. B. Muskel- und Lebergewebe) erscheinen dagegen hellgrau.

Gut zu wissen

Die linke V. renalis ist länger als die rechte und *verläuft vor der Aorta und zwischen ihr und dem Ursprung der A. mesenterica superior* zur V. cava inferior.

Die V. mesenterica superior (*Pfeilspitze* in der unteren Abbildung) und die A. mesenterica superior (im CT das kleinere Gefäß rechts von der V. mesenterica superior [bzw. auf der linken Seite des Patienten]) können z. T. aufgrund ihrer Lage zum Pankreas identifiziert werden. Der **Processus uncinatus** des Pankreas ist die hakenförmige Struktur genau hinter dem Ursprung der oberen Mesenterialgefäße (s. Abb. 36.1).

Anatomie und Embryologie

Fall 37

Anamnese

Eine Mutter bringt ihren 18 Monate alten Sohn in Ihre Praxis, weil er so leicht blaue Flecken bekomme. Die Mutter sagt, ihr Sohn bekäme, wenn er sich auch nur leicht anstoße, große „blaue Flecken". Das sei besonders auffällig geworden, seit er laufen könne. Letzte Woche habe die Mutter auch bemerkt, dass ihr Sohn nach einem kleinen Schnitt, den er sich am Arm zugezogen hatte, sehr stark geblutet habe. Das Kind ist ansonsten gesund und muss keine Medikamente einnehmen. Die Mutter erwähnt, dass ihr Bruder, mit dem sie schon seit ihrer Kindheit keinen Kontakt mehr habe, als Kind auch leicht Blutergüsse bekommen und nach Verletzungen stark geblutet habe. Er habe damals ärztlich behandelt werden müssen.

Körperliche Untersuchung

Das Kind ist wach, aufgeweckt und verspielt. Es hat zahlreiche ausgedehnte und in die Tiefe gehende Hämatome am ganzen Körper, die nicht druckschmerzhaft sind. Die übrigen Untersuchungsbefunde sind normal.

Labor

Hb: normal
Thrombozyten: normal
Quick: normal
PTT: verlängert
Blutungszeit: normal
Gerinnungsfaktoren: Faktor VIII erniedrigt, alle anderen normal
ANA: normal

Fragen

- Welche Krankheit hat das Kind? Wie wird die Krankheit vererbt?
- Welche Beziehung haben Quick und PTT zum extrinsischen und intrinsischen System? Was misst die Blutungszeit?
- Erklären Sie den Wirkungsmechanismus von Heparin und Cumarin. Welches von beiden beeinflusst den Quick und welches die PTT?

Thema Hämophilie und Gerinnungskaskade

Diskussion

Das intrinsische System wird durch eine Verletzung eines Blutgefäßes oder, nach einer Verletzung des Blutgefäßes, den Kontakt von Blut mit Kollagen gestartet. Kaskadenartig werden die Faktoren XII, XI, IX, X und V aktiviert, am Ende steht die Aktivierung von Prothrombin (Faktor II) zu **Thrombin**.

Das extrinsische System wird durch eine Gewebeverletzung gestartet, bei der *Gewebsthromboplastin* freigesetzt wird, das mit dem Faktor VII reagiert, der wiederum den Faktor X aktiviert. Dieser aktiviert unter Beteiligung von Faktor V Prothrombin zu Thrombin. In beiden Systemen ist **Kalzium** erforderlich. Als Resultat beider Systeme entsteht Thrombin, das Fibrinogen in **Fibrin** umwandelt. Es bildet sich ein geflechtartiges Knäuel aus Fibrinfäden, die Grundlage des Thrombus.

Befunde

Die **Hämophilie A** (klassische H.) wird **X-chromosomal geschlechtsgebunden-rezessiv** vererbt und betrifft fast ausschließlich Männer. Frauen sind in aller Regel lediglich Konduktorinnen und vererben die Erkrankung an ihre Söhne, nicht an ihre Töchter. Männer können die Erkrankung ihren Söhnen nicht vererben, aber sie vererben allen ihren Töchtern das Merkmal. Bei der Hämophilie A ist der **Faktor VIII** erniedrigt, es kommt zu großen Hämatomen und Blutungsneigung. Die **Hämophilie B,** die viel seltener ist, wird auch X-chromosomal geschlechtsgebunden-rezessiv vererbt, aber sie führt zu einem erniedrigtem Spiegel des **Faktor IX**. Die klinischen Befunde sind die gleichen wie bei der Hämophilie A.

Der **Quick** (Prothrombinzeit) ist ein Test des extrinsischen Systems und wird zur Kontrolle der oralen **Antikoagulanzientherapie** (Cumarinderivate, z.B. Warfarin) eingesetzt. Cumarinderivate sind Vitamin-K-Antagonisten. Durch kompetitive Hemmung von Vitamin K hemmen sie die Synthese der Vitamin-K-abhängigen **Faktoren II** (Prothrombin), **VII, IX** und **X**. Die **PTT** (partielle Thromboplastinzeit) ist ein Funktionstest des intrinsischen Systems und wird zur Kontrolle einer **Heparintherapie** eingesetzt. Heparin bildet mit **Antithrombin III** einen Komplex und verstärkt dessen Wirkung um mehr als das 100-fache. Es verhindert dadurch die Thrombin- und damit die Blutgerinnselbildung.

Gut zu wissen

Die Blutungszeit misst die Funktion der Thrombozyten. Bei Einnahme von **Aspirin** und anderen Thrombozytenaggregationshemmern ist sie verlängert. In der Klinik wird sie selten gemessen. Beim **von-Willebrand-Jürgens-Syndrom** ist sie zusammen mit der PTT verlängert. Das Antidot von Heparin ist **Protamin,** die Wirkung von Cumarinderivaten dagegen wird durch Gabe von Vitamin K oder Plasmakonserven antagonisiert. Cumarinderivate sind teratogen und werden oral verabreicht. Heparin wird parenteral verabreicht. *Niedermolekulare Heparine, z.B. Enoxaparin, beeinflussen die PTT nicht.*

Anatomie und Embryologie

Fall 38

Anamnese

Ein 62-jähriger Mann sucht wegen Schwindel und Hörverlust Ihre Praxis auf. Der Patient erzählt, im Lauf des letzten Monats sei das Hören auf dem rechten Ohr nach und nach immer schlechter geworden und er habe das Gefühl, dass sich der Raum um ihn drehe. Ansonsten sei er gesund, er nehme keine Medikamente ein.

Körperliche Untersuchung

Bei der Untersuchung stellen Sie fest, dass der Patient Ihr Flüstern auf dem linken Ohr besser als auf dem rechten hört. Als Sie eine schwingende Stimmgabel auf den Scheitel des Patienten aufsetzen, hört der Patient den Ton auf dem linken Ohr lauter.

Sie setzen die schwingende Stimmgabel jeweils auf einen Warzenfortsatz auf, bis der Patient den Ton nicht mehr hört und halten sie dann vor den gleichseitigen Gehörgang. Rechts hört der Patient den Ton vor dem rechten Gehörgang, nachdem er ihn über das rechte Mastoid nicht mehr wahrnimmt, nur kurz. Links dagegen hört er ihn vor dem linken Gehörgang wesentlich länger, nachdem er ihn über das linke Mastoid nicht mehr wahrgenommen hat. Außerdem hat der Patient einen unsicheren Gang.

Labor

Anzahl der Blutkörperchen: normal
BSG: normal

Fragen

- Welcher Hirnnerv ist am Hören beteiligt? Durch Läsion welches Hirnnervs kann Schwindel verursacht werden?
- Hat der Patient eine Schallempfindungs- oder eine Schallleitungsschwerhörigkeit?
- Was versteht man unter dem Weber- und dem Rinne-Versuch und wie werden sie durchgeführt und interpretiert?
- Was versteht man unter Presbyakusis? Ist sie eine Schallempfindungs- oder eine Schallleitungsschwerhörigkeit?

Thema   N. vestibulocochlearis (VIII. Hirnnerv)

Diskussion

Der VIII. Hirnnerv verlässt den Hirnstamm im *Kleinhirnbrückenwinkel* (kaudolateral des N. facialis) und tritt zusammen mit dem N. facialis in den inneren Gehörgang. Er besteht aus zwei Anteilen: dem **N. cochlearis** und dem **N. vestibularis.** Der N. cochlearis ist am Hören beteiligt und innerviert mit speziell-somatisch-afferenten Fasern die **Haarzellen des Corti-Organs.** Der N. vestibularis vermittelt über speziell-somatisch-afferente Fasern Sinnesreize aus den **Haarzellen des Vestibularorgans** über Körperlage und Körperbewegung.

Eine Läsion des VIII. Hirnnervs kann zu einer Schallempfindungsschwerhörigkeit und/oder einem Tinnitus (Ohrgeräusch) führen, wenn der N. cochlearis betroffen ist, zu Drehschwindel, Gleichgewichtsstörungen und Nystagmus, wenn der N. vestibularis betroffen ist. Zu den klassischen Schädigungen des VIII. Hirnnervs gehören das *Akustikusneurinom* und die **Presbyakusis** (Altersschwerhörigkeit), ein normaler Alterungsprozess des N. cochlearis, der zu einem Hörverlust im hochfrequenten Bereich führt.

Befunde

Wichtige Tests zur Unterscheidung einer Schallleitungs- von einer Schallempfindungsschwerhörigkeit sind der Rinne- und der Weber-Versuch. Zu einer Schallempfindungsschwerhörigkeit kommt es durch eine Läsion oder Reizung des VIII. Hirnnervs, während bei einer Schallleitungsschwerhörigkeit die Schallwellen aufgrund eines Hindernisses (z. B. Wachs im Gehörgang, Otitis media, Otosklerose) nicht zum Innenohr gelangen können. Beim **Weber-Versuch** wird eine schwingende Stimmgabel auf den Scheitel des Patienten aufgesetzt. Normalerweise hört der Patient den Ton auf beiden Ohren gleich laut. Bei einer Schallleitungsstörung jedoch hört der Patient den Ton auf der betroffenen Seite lauter, bei einer Schallempfindungsstörung dagegen auf der gesunden Seite.

Beim **Rinne-Versuch** wird die schwingende Stimmgabel auf das Mastoid aufgesetzt (Knochenleitung), bis der Patient den Ton nicht mehr hört, und dann vor das Ohr auf der gleichen Seite gehalten (Luftleitung). Normalerweise wird der Ton über die Luftleitung länger gehört (Rinne positiv, d.h. normal). Bei einer Schallempfindungsstörung hat der Patient insgesamt zwar eine herabgesetzte Luftleitung und Knochenleitung, das Verhältnis beider zueinander ist aber normal (Luftleitung > Knochenleitung). Bei einer Schallleitungsstörung dagegen hört der Patient den Ton auf der betroffenen Seite über die Knochenleitung länger als über die Luftleitung (Rinne negativ).

Der Patient in diesem Fall hat eine rechtsseitige Schallempfindungsschwerhörigkeit.

Gut zu wissen

Aminoglykoside können eine medikamenteninduzierte Taubheit verursachen. Weitere Ursachen einer Schallempfindungsschwerhörigkeit können sein: Chinin, **Acetylsalicylsäure,** intrauterine Rötelninfektion, Meningitis, Lärmexposition.

Anatomie und Embryologie

Fall 39

Anamnese

Ein Embryologe studiert im Tierversuch Wachstum und Entwicklung des zentralen Nervensystems (ZNS) beim Fetus. Im Experiment hemmt er die Entwicklung neuraler Strukturen in einigen Feten, um herauszufinden, welche Strukturen sich aus welchen embryonalen Strukturen entwickeln.
Der Forscher untersucht folgende größere Abschnitte des embryonalen Nervensystems in verschiedenen Entwicklungsstadien: Metencephalon, Myelencephalon, Diencephalon und Mesencephalon.

Fragen

- Ordnen Sie die nummerierten Strukturen des ZNS den entsprechenden Abschnitten des sich entwickelnden ZNS (A–E) zu:

    1. Cortex cerebri
    2. Basalganglien
    3. Cerebellum
    4. Thalamus
    5. Mittelhirn mit Vierhügelplatte
    6. Pons
    7. Hypothalamus
    8. Medulla
    9. Aquaeductus cerebri
    10. Chiasma opticum

    A. Telencephalon
    B. Metencephalon
    C. Myelencephalon
    D. Diencephalon
    E. Mesencephalon

- Aus welchen Strukturen entwickeln sich Telencephalon und Diencephalon?
- Aus welchen Strukturen entwickeln sich Metencephalon und Myelencephalon?

Lösung: 1A, 2A und D, 3B, 4D, 5E, 6B, 7D, 8C, 9E, 10D

Thema: Neuroembryologie

Diskussion

Mit den drei primären Hirnbläschen, die sich am kranialen Ende des Neuralrohrs bilden, beginnt die Differenzierung des ZNS. Diese sind: **Prosencephalon** (Vorderhirn), **Mesencephalon** (Mittelhirn) und **Rhombencephalon** (Rautenhirn).

Aus dem Prosencephalon gehen das **Telencephalon** (Endhirn) und das **Diencephalon** (Zwischenhirn) hervor. Aus dem Telencephalon entwickeln sich der *Cortex cerebri*, die *Hippocampusformation*, die *Amygdala*, die *Basalganglien*, der *N. olfactorius* (N. I), der *Nucl. caudatus*, das *Putamen* und die *Seitenventrikel*. Aus dem Diencephalon entstehen der *Thalamus*, der *Hypothalamus*, der *III. Ventrikel*, die *Hypophyse*, der *Globus pallidus* sowie der *N. opticus*, das *Chiasma opticum* und die *Retina*.

Aus dem **Mesencephalon** entstehen das *Mittelhirn* mit der *Vierhügelplatte*, der *Aquaeductus cerebri* sowie die *primären Kerne der Hirnnerven III und IV*.

Aus dem **Rhombencephalon** entstehen das **Metencephalon** (Nachhirn) und das **Myelencephalon** (Markhirn). Aus dem Metencephalon gehen der *Pons*, das *Cerebellum* und die *Hauptkerne der Hirnnerven V, VI, VII und VIII* hervor. Aus dem Myelencephalon entstehen die *Medulla oblongata* und die *Hauptkerne der Hirnnerven IX, X, XI und XII*.

Die **Basalganglien** sind subkortikale Kerngebiete, deren Terminologie man sich merken muss:
- *Striatum* (Neostriatum): Nucl. caudatus und Putamen, die aus dem Telencephalon entstammen
- *Nucl. lentiformis*: Putamen und Globus pallidus (die zusammen linsenförmig aussehen)
- *Corpus striatum*: Nucl. lentiformis (Putamen und Globus pallidus) und Nucl. caudatus.

Manchmal werden auch *Amygdala, Claustrum, Substantia nigra* und *Nucl. subthalamicus* zu den Basalganglien gezählt. In der Regel allerdings rechnet man zu den Basalganglien nur *Nucl. caudatus, Putamen und Globus pallidus*.

Gut zu wissen

Eine **Läsion des Nucl. subthalamicus** verursacht einen **Hemiballismus**. Man versteht darunter schleudernde Bewegungen der Extremitäten einer Körperseite.

Anatomie und Embryologie

Fall 40

Anamnese

Eine 31-jährige Frau klagt nach einem Unfall über Taubheit und Schwäche im rechten Bein. Sie hatte ein kombiniertes penetrierendes und stumpfes Trauma lateral am rechten Bein, kurz unterhalb des Knies mit einer Fraktur des Collum fibulae. Die bisherige Krankengeschichte ist unauffällig, und die Patientin nimmt keine Medikamente ein.

Körperliche Untersuchung

Die Patientin hat am rechten Bein anterolateral bis zum Fußrücken hinunter (*A* in Abb. 40.1) Sensibilitätsstörungen. Außerdem steht der rechte Fuß in Spitzfußstellung, die Dorsalfexion und die Außendrehung des Fußes sind nicht möglich.

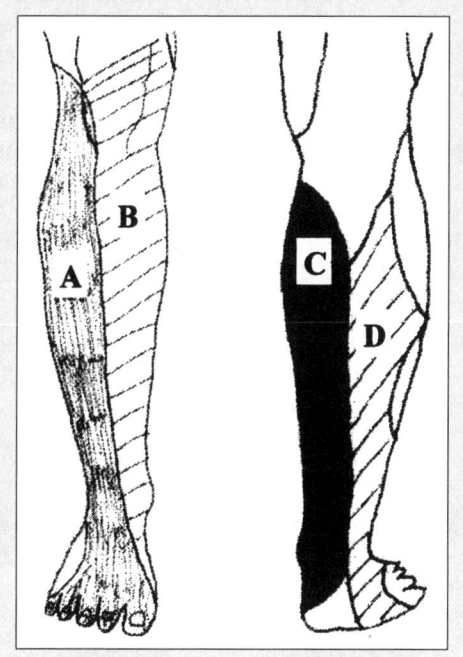

Abb. 40.1: Hautinnervationsgebiete des Unterschenkels.

Fragen

- Benennen Sie die Nerven, die für die sensible Innervation der Gebiete A–D verantwortlich sind.
- Welcher Nerv ist bei dieser Patientin vermutlich geschädigt?
- Welcher Nerv innerviert die anterioren und lateralen Beinmuskeln? Welcher Nerv versorgt die dorsalen Muskeln des Beins?

Thema: Innervation des Unterschenkels

Diskussion

Der **N. ischiadicus,** der der *längste Nerv im Körper* ist, bildet sich aus den Wurzeln L4–S3 und teilt sich vor der Fossa poplitea in den **N. fibularis communis** und den **N. tibialis.** Der N. fibularis communis teilt sich in den N. fibularis superficialis und den N. fibularis profundus.

Der **N. tibialis** versorgt die dorsalen Muskeln des Unterschenkels und des Fußes, d.h. die Unterschenkelflexoren und die gesamte plantare Muskulatur. Dazu zählen der M. gastrocnemius, der M. soleus, der M. popliteus, der M. flexor hallucis longus, der M. flexor digitorum longus und der M. tibialis posterior. Der N. tibialis innerviert auch *alle Fußmuskeln,* mit Ausnahme des M. extensor digitorum brevis und des M. extensor hallucis brevis. Außerdem innerviert er den M. flexor digitorum brevis und die Mm. plantares pedis.

Der **N. fibularis** liegt dem Fibulaköpfchen eng an und ist bei Frakturen gefährdet. Er innerviert die *vorderen und lateralen Muskeln* des Unterschenkels, d.h. die Unterschenkel- und Fußextensoren. Dazu zählen der M. tibialis anterior, der M. extensor hallucis longus, der M. extensor digitorum longus, der M. digitorum brevis, der M. fibularis tertius, der M. extensor digitorum brevis und der M. extensor hallucis brevis. Sie werden alle vom **N. fibularis profundus** innerviert. Der **N. fibularis superficialis** versorgt den M. fibularis longus und den M. fibularis brevis, die für die Plantarflexion und Pronation des Fußes verantwortlich sind.

Die Hautinnervation an der Medialseite des Unterschenkels (B und C) erfolgt in erster Linie durch den **N. saphenus,** der ein Ast des N. femoralis ist. Der antero-laterale Bereich des Unterschenkels (A) wird vom N. fibularis versorgt, und zwar weiter oben vom N. cutaneus surae lateralis und weiter unten vom N. fibularis superficialis. Die dorso-laterale Region des Unterschenkels (D) wird vom N. cutaneus surae lateralis (aus dem N. fibularis) bzw. vom N. suralis (aus N. tibialis und fibularis) versorgt.

Gut zu wissen

Eine Läsion des N. fibularis communis, die die Patientin in diesem Fall hat, führt zu einem **„Hahnen-"** oder **„Steppergang"** mit **Verlust der Funktion der Dorsalextensoren des Unterschenkels.** Der Fersengang und die Pronation des Fußes sind nicht mehr möglich, der Zehenspitzengang schon. Zusätzlich besteht ein Sensibilitätsverlust am Fußrücken und an der Lateralseite des Unterschenkels.

Eine Läsion des N. tibialis, die in der Klinik selten vorkommt, führt in erster Linie zu einem **Verlust der Plantarflexion des Fußes.** Der Zehenstand ist nicht mehr möglich. Die Patienten haben eine typische Krallenstellung der Zehen und können auf der dorsolateralen Seite des Unterschenkels einen Sensibilitätsverlust haben, wenn die Rr. cutanei betroffen sind.

Anatomie und Embryologie

Fall 41

Anamnese

Ein Neugeborenes würgt jedes Mal, wenn die Mutter es füttern will, und entwickelt daraufhin eine Zyanose. Die Mutter sagt, ihr Kind wirke hungrig, aber beim Versuch es zu füttern, huste und würge es. Die Schwangerschaft und die Geburt verliefen komplikationslos. In der Familie sind keine schwerwiegenden Erkrankungen bekannt.

Körperliche Untersuchung

Der Mund des Kindes ist gefüllt von Speichel. Makroskopische Auffälligkeiten lassen sich nicht feststellen. Versuche, eine Magensonde zu legen, bleiben ohne Erfolg. Bei jedem Versuch scheint die Sonde im oberen Ösophagus stecken zu bleiben. Auf dem Röntgenbild sieht man eine große Luftansammlung im Magen.

Chirurgie

Das Kind wird operiert, es besteht eine abnorme Verbindung zwischen der Trachea und dem Ösophagus. Die Situation ist auf einer der folgenden Abbildungen dargestellt.

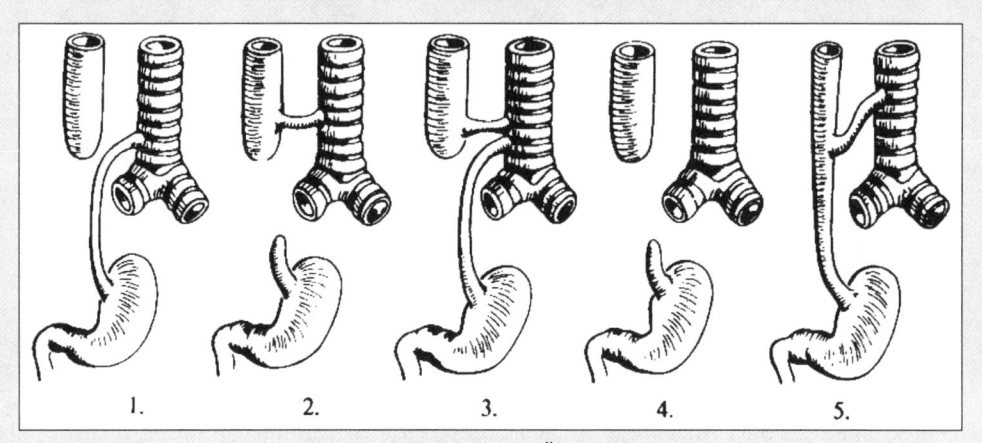

Abb. 41.1: Verschiedene Formen von Fehlbildungen des Ösophagus und der Trachea.
Aus: Martinez-Fontanilla, L.A.: „Tracheoesophageal malformations." In Harken, A.H./Moore, E.E. (eds.): Abernathy's Surgical Secrets, 3rd ed. Philadelphia, Hanley & Belfus, 1996, pp. 271–274; mit Genehmigung.

Fragen

- Unter welcher Fehlbildung leidet das Kind?
- Das Kind hat die häufigste Form dieser Fehlbildung – in welcher Schemazeichnung wird sie dargestellt?
- Wie entwickelt sich diese Fehlbildung während der Embryonalzeit?

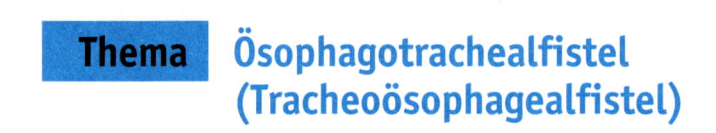

Thema: Ösophagotrachealfistel (Tracheoösophagealfistel)

Diskussion

Der Respirationstrakt entwickelt sich als eine Aussackung der Ventralwand des primitiven **Vorderdarms** (Lungendivertikel). Im Lauf der Entwicklung bildet sich das Septum oesophageotracheale und teilt den Vorderdarm in Trachea und Ösophagus. Das respiratorische Epithel ist aufgrund seines Ursprungs aus dem Vorderdarm *entodermalen* Ursprungs.

Wenn das Septum oesophagotracheale den Vorderdarm nur ungenügend abschließt, kann es zu einer Ösophagotrachealfistel kommen. Unter einer **Fistel** versteht man eine abnorme Verbindung zwischen zwei Hohlorganen oder zwischen einem Hohlorgan und der Hautoberfläche. In den meisten Fällen besteht eine Ösophagotrachealfistel zusammen mit einer Ösophagusatresie (Teilabb. 1). Diese häufigste Variante (85–90% der Fälle) hat dieser Patient.

Befunde

Weitere ösophagotracheale Fehlbildungen zeigen die anderen Abbildungen. Die zweithäufigste Variante ist die **Ösophagusatresie ohne Ösophagotrachealfistel** (Teilabb. 4). Die typischen **Symptome** sind bei Neugeborenen Würgen, Husten und Zyanose beim Versuch zu füttern. Sekret und Nahrungsbrei füllen den blind endenden Ösophagus und fließen in die Kehle zurück. Dort werden sie in die Trachea aspiriert. Auch wenn das Kind nicht gefüttert wird, ist ein **massiver Speichelüberschuss** vorhanden.

Ein weiterer typischer **klinischer Befund** ist die Unmöglichkeit, eine Sonde durch den Ösophagus in den Magen zu schieben. Eine Aufblähung des Magens kann, wegen der Verbindung zwischen Ösophagus und Luftwegen, während des Schreiens auftreten.

Es erfolgt eine **operative Therapie.**

Gut zu wissen

Eine Ösophagotrachealfistel kann auch Teil einer VATER-Assoziation sein. Dies ist ein Komplex folgender schwerer Fehlbildungen: **V**ertebraldefekte, **a**norektale Fehlbildungen (z.B. Rektumatresie oder Analatresie), **T**racheoösophagealfistel/**E**sophagusatresie, **r**enale Fehlbildungen. Bei der VACTERL-Assoziation bestehen zusätzlich Herz-(**c**ardiac-) und Extremitäten-(**l**imb-)Anomalien.

Eine Ösophagusatresie kann Ursache eines **Polyhydramnions** (Überschuss an Fruchtwasser in der Fruchtblase) während der Schwangerschaft sein, da der Fetus nicht in der Lage ist, Amnionflüssigkeit zu schlucken.

Aus dem Vorderdarm entstehen auch der Magen, der proximale Abschnitt des Duodenum, die Leber, die Gallenblase, die Gallenwege und das Pankreas.

Anatomie und Embryologie

Fall 42

Anamnese

Ein 22-jähriger Mann erleidet bei einem Motorradunfall ein schweres Schädeltrauma. Die bisherige Krankengeschichte des Mannes ist unbekannt.

Körperliche Untersuchung

Der Patient hat offensichtlich eine Fraktur des rechten Schläfenbeins (s. Abb. 42.1), sein Bewusstseinszustand ist eingeschränkt, und er hört nichts auf dem rechten Ohr.

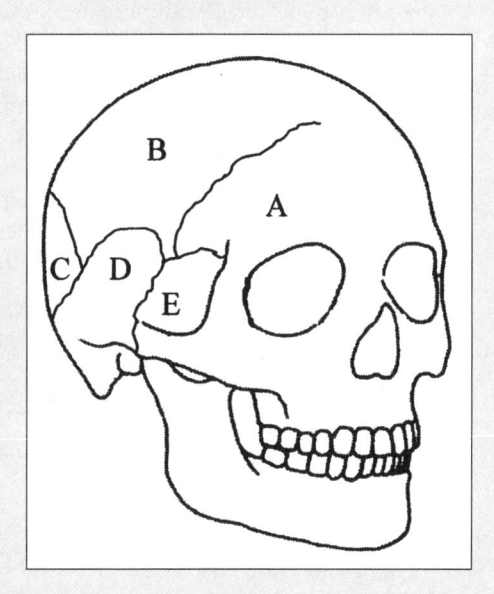

Abb. 42.1: Knochen des menschlichen Schädels.
Aus: Tu, K.H./Davis, L.F./Nique, T.A.: „Maxillofacial injuries." In Mellion, M.B. et al. (eds.): Team Physician's Handbook, 3rd ed. Philadelphia, Hanley & Belfus, 2002, p. 392; mit Genehmigung.

Fragen

- Benennen Sie die mit A–E bezeichneten Schädelknochen.
- Welche Arterie wird klassischerweise bei einer Fraktur des Schläfenbeins verletzt, wodurch es zu einem Epiduralhämatom kommen kann? Durch welches Foramen tritt diese Arterie?
- Ordnen Sie die mit Buchstaben bezeichneten Schädelforamina den nummerierten Strukturen zu:

    1. N. abducens (VI)
    2. N. vagus (X)
    3. A. carotis interna
    4. N. olfactorius (I)
    5. Aa. vertebrales
    6. N. glossopharyngeus (IX)
    7. N. oculomotorius (III)

    A. Foramen lacerum
    B. Lamina cribrosa
    C. Fissura orbitalis superior
    D. Foramen jugulare
    E. Foramen magnum
    F. Meatus acusticus internus

Lösung: 1C, 2D, 3A, 4B, 5E, 6D, 7C

Thema: Schädelknochen und Foramina

Diskussion

Zu den großen Schädelknochen zählen das Stirnbein (Os frontale, A), das Scheitelbein (Os parietale, B), das Keilbein (Os sphenoidale, E), das Schläfenbein (Os temporale, D) und das Hinterhauptsbein (Os occipitale, C). Die Foramina sind Durchtrittsstellen durch das Keilbein, das Schläfenbein und das Hinterhauptsbein, mit Ausnahme der **Lamina cribrosa** (einem Teil des **Os ethmoidale**), durch das die *Fila olfactoria* treten.

Man unterscheidet am Schädel das **Schädeldach** und die **Schädelbasis.** Das Schädeldach wird vom Os frontale und den Ossa parietalia gebildet. Die Schädelbasis bildet sich aus Teilen des Os frontale, des Os ethmoidale, des Os temporale, des Os sphenoidale und des Os occipitale. Man unterscheidet die vordere (Fossa cranii anterior), mittlere (Fossa cranii media) und hintere (Fossa cranii posterior) Schädelgrube.

Die *vordere Schädelgrube* reicht vorne vom Os frontale bis nach hinten zur Ala minor des Os sphenoidale. In ihr liegen die **Frontallappen** des Gehirns. Die *mittlere Schädelgrube* reicht von der Ala minor des Os sphenoidale bis zum Margo superior der Pars petrosa des Os temporale. In ihr liegen die **Temporallappen** des Gehirns. Die *hintere Schädelgrube* reicht vom Margo superior der Pars petrosa des Os temporale bis zur hinteren Schädelwand. Sie beherbergt **Pons, Medulla** und **Cerebellum.**

Tab. 42.1: Foramina und durchtretende Strukturen

Foramen (Schädelknochen)	Inhalt
Canalis opticus (S)	N. opticus (II), A. ophthalmica
Fissura orbitalis superior (S)	N. oculomotorius (III), N. trochlearis (IV), N. ophthalmicus (V1), N. abducens (VI); V. ophthalmica superior
Foramen rotundum (S)	N. maxillaris (V2)
Foramen ovale (S)	N. mandibularis (V3)
Foramen lacerum (S/T)	A. carotis interna
Meatus acusticus internus (T)	N. facialis (VII), N. vestibulocochlearis (VIII)
Foramen jugulare (T/O)	N. glossopharyngeus (IX), N. vagus (X), N. accessorius (XI); V. jugularis
Foramen magnum (O)	Medulla, Aa. vertebrales, Spinalnervenwurzeln des N. accessorius
Canalis hypoglossi (O)	N. hypoglossus (XII)

S = Os sphenoidale, T = Os temporale, O = Os occipitale; zwei Buchstaben bedeuten, dass das Foramen zwischen zwei Knochen liegt.

Gut zu wissen

Eine Fraktur des Os temporale kann zu einem **Epiduralhämatom** führen. 80–90 % der Epiduralhämatome treten infolge einer Fraktur des Os temporale auf, meist infolge einer Verletzung der **A. meningea media.** Diese Arterie ist ein Zweig der A. maxillaris, tritt durch das **Foramen spinosum** (im Os sphenoidale) und verläuft innen am Schädelknochen entlang, um die Dura mater zu versorgen.

Anatomie und Embryologie

Fall 43

Anamnese

Ein 27-jähriger Mann klagt über Schwäche in der Armmuskulatur, die er seit einem Motorradunfall habe. Der Patient erzählt Ihnen, dass er bei ziemlich hoher Geschwindigkeit vom Motorrad gefallen sei. Er sei auf seine linke Schulter gefallen, sein Kopf sei beim Aufprall nach rechts geschleudert worden. Die Schwäche in der Armmuskulatur habe er sofort nach dem Unfall bemerkt, der nun schon ein paar Monate her sei. Er habe bisher noch keinen Arzt aufgesucht, da er dachte, die Symptome würden von alleine wieder vergehen.

Körperliche Untersuchung

Wenn der Patient in entspannter Position steht, hängt sein linker Arm schlaff und nach innen rotiert herab. Die Finger zeigen nach hinten und der Unterarm ist proniert (s. Abb. 43.1). Der Patient kann in seiner linken Schulter nicht abduzieren, die Flexion von Schulter und Arm ist abgeschwächt, und er hat eine Supinationsschwäche im Unterarm. Außerdem besteht ein Sensibilitätsverlust an der Lateralseite des Arms.

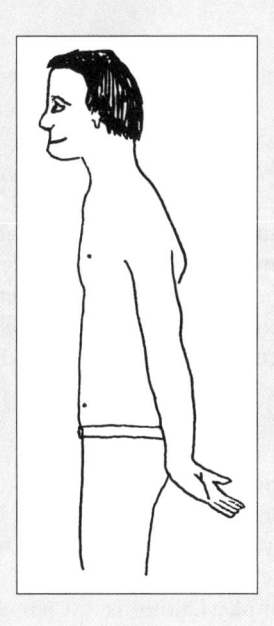

Abb. 43.1: Stellung des linken Arms in Ruhestellung.

Fragen

- Welche Erkrankung hat der Patient? Welcher Abschnitt des Plexus brachialis ist bei dieser Schädigung verletzt?
- Weshalb hat der Patient Schwierigkeiten mit der Abduktion und Flexion im Schultergelenk? Weshalb hat er Schwierigkeiten mit der Beugung des Armes, weshalb mit der Supination? Weshalb hat er den beschriebenen Sensibilitätsverlust?
- Die Läsion welches Nervs verursacht eine Scapula alata? Welcher Muskel ist betroffen?

Thema Plexus brachialis

Diskussion

Der Plexus brachialis wird aus den Rami anteriores der *Wurzeln C5–Th1* gebildet, deren Durchflechtungen die Trunci superior, medius und inferior bilden. Diese Trunci teilen sich in drei vordere und drei hintere Äste (Divisiones anteriores und Divisiones posteriores) auf, aus denen sich wiederum drei Faszikel bilden: *Fasciculus lateralis, posterior* und *medialis*. Die Faszikel haben ihren Namen aufgrund ihrer Beziehung zur A. axillaris erhalten. Aus dem Fasciculus lateralis geht der N. musculocutaneus hervor. Der N. medianus entsteht aus dem Fasciculus medialis und dem Fasciculus lateralis. Der N. ulnaris entsteht aus dem Fasciculus medialis. Der N. radialis geht aus dem Fasciculus posterior hervor.

Bei der **Erb-Duchenne-Lähmung** (obere Plexuslähmung), die dieser Patient hat, sind die Wurzelfasern C5 und C6 geschädigt. In der Regel tritt sie nach Verletzungen auf, die durch einen heftigen Schlag oder einen Fall auf die Schulter hervorgerufen werden, wobei der Kopf von der Schulter weg geschleudert wird. Klassischerweise kommt es zu solchen Verletzungen bei *Motorrad- oder Reitunfällen* oder geburtstraumatisch bei einer *Entbindung*.

Befunde

Die Patienten haben eine Lähmung der Muskeln, die vom *N. musculocutaneus* und *N. axillaris* versorgt werden. Betroffen sind der M. supraspinatus und der M. deltoideus, weswegen Patienten im Schultergelenk nicht mehr abduzieren können. Der M. biceps brachii (Armbeuger und Supinator des Unterarms), der M. brachialis (Armbeuger) und der M. coracobrachialis (Beuger im Schultergelenk) sind ebenfalls schwach oder gelähmt. Infolgedessen hängt der **Arm schlaff an der Körperseite** herab mit **Pronationsstellung** (Einwärtsdrehung) **des Unterarms.** Aufgrund der Schwäche oder Lähmung der Außenrotatoren im Schultergelenk (M. infraspinatus und M. teres minor) ist der Arm in Ruhestellung **nach innen rotiert**. Außerdem besteht eine Sensibilitätsstörung auf der lateralen Seite des Arms, in dem vom N. musculocutaneus (Unterarm) und N. axillaris (Oberarm) versorgten Bereich.

Gut zu wissen

Der **N. thoracicus longus** bildet sich aus den Wurzelfasern C5–C7 und innerviert den **M. serratus anterior.** Bei Läsion dieses Nervs kommt es zu einer **Scapula alata,** d. h., dass der mediale und untere Rand des Schulterblattes absteht. Die Patienten können den Arm kaum mehr über die Horizontale heben.

Bei der **Klumpke-Lähmung** (untere Plexuslähmung) sind die Fasern aus C7–Th1 geschädigt. Sie tritt typischerweise infolge eines *Geburtstraumas* oder einer heftigen Abduktion des Arms auf. Die Fasern aus Th1 verlaufen innerhalb des N. medianus und des N. ulnaris, um die *kleinen Handmuskeln* zu versorgen. Bei einer Schädigung kommt es zur **Klauenhand** und zu einer variablen Sensibilitätsstörung im medialen Bereich des Arms.

Anatomie und Embryologie

Fall 44

Anamnese

Ein 32-jähriger Mann kommt wegen einer Routineuntersuchung zu Ihnen. Er hat keine Beschwerden, bis auf eine leichte Dyslexie ist bei ihm bisher keine Störung oder Erkrankung bekannt. Er nimmt keine Medikamente ein. Er erzählt, dass er und seine Frau seit vier Jahren erfolglos versuchen, Nachwuchs zu bekommen. Der Patient ist Nichtraucher und trinkt keinen Alkohol.

Körperliche Untersuchung

Der Patient ist ziemlich groß und dünn, hat lange Beine und ein jugendliches Aussehen. Er hat nur spärlichen Bartwuchs und spärliche Axillarbehaarung. Bis auf vergrößerte Brustdrüsen ist der Untersuchungsbefund des Thorax unauffällig. Die Untersuchung des Genitale ergibt kleine, verhärtete Hoden und einen normalgroßen Penis. Ansonsten sind die Befunde normal, Sie haben jedoch den Eindruck, dass der Patient eine leichte Intelligenzminderung hat.

Labor

Hb: normal
Leukozyten: normal
ANA: negativ
Testosteronspiegel: erniedrigt
FSH: erhöht
Wangenabstrich: einzelne Zellen mit Barr-Körperchen

Fragen

- Welche chromosomale Aberration hat der Patient vermutlich?
- Ist die Fortpflanzungsfähigkeit bei dieser Störung beeinträchtigt?
- Weshalb ist der FSH-Spiegel bei diesem Patienten erhöht?

Thema Klinefelter-Syndrom

Diskussion

Das Geschlecht ist durch Anwesenheit (Männer) bzw. Abwesenheit (Frauen) des Y-Chromosoms festgelegt. Patienten mit Klinefelter-Syndrom sind körperlich und psychisch männlich. Sie haben einen **47, XXY-Karyotyp**, aber auch **Mosaike** oder XXXY-Karyotypen können vorkommen. Die Ursache ist meist eine **Non-disjunction in der Meiose** oder eine ungleiche Verteilung der Chromosomen auf die Geschlechtszellen, wodurch eine *Aneuploidie* (eine abnorme Anzahl an Chromosomen) entsteht.

Befunde

Patienten mit Klinefelter-Syndrom sind im Allgemeinen **groß** und haben **spärliche Körperbehaarung** (insbesondere im Gesicht und in der Axilla). Die **Hoden** sind **klein** (< 2 cm) und **hart,** sie enthalten *hyalinisierte, funktionslose Samenkanälchen,* die keine Spermien produzieren (**Azoospermie**), die Patienten sind **unfruchtbar.** Häufig besteht eine **Gynäkomastie.** Der IQ liegt leicht unter dem Durchschnitt, aber eine geistige Unterentwicklung besteht in der Regel nicht.

Typische Zeichen sind die **verzögerte geschlechtliche Entwicklung,** die herabgesetzte sexuelle Funktion sowie **Infertilität,** obwohl die Patienten auch wegen unspezifischer Beschwerden den Arzt aufsuchen können. In den meisten Fällen ist ein **Barr-**(Geschlechtschromatin-)**Körperchen** nachweisbar, das aufgrund des zweiten X-Chromosoms normalerweise nur bei Frauen vorhanden ist. In einer Samenprobe sind **keine Spermien** vorhanden. Die Infertilität kann beim Klinefelter-Syndrom nicht behandelt werden, da die Tubuli seminiferi keine Spermien produzieren können.

Patienten mit Klinefelter-Syndrom haben einen **verminderten Testosteronspiegel** und einen **erhöhten Gonadotropin-**(FSH-, LH-)**Spiegel.** Normalerweise besteht eine Feedback-Hemmung von FSH bzw. LH durch das von den *Leydig-Zellen* produzierte Testosteron und das von den *Sertoli-Zellen* produzierte **Inhibin.** Beim Klinefelter-Syndrom fehlt diese Hemmung (und die Testosteronproduktion), was dazu führt, dass die Gonadotropinspiegel ansteigen, um (ohne Erfolg) den funktionslosen Hoden zur Testosteronbildung anzuregen.

Gut zu wissen

Beim **Syndrom der kompletten Androgenresistenz (testikuläre Feminisierung)** sind die Patienten phänotypisch und psychologisch weiblich und haben einen **46,XY-Chromosomensatz.** Die Ursache für dieses Syndrom ist eine *X-chromosomal-rezessive Mutation des Androgenrezeptor-Gens.* Das führt dazu, dass der Rezeptor nicht auf 5α-Dihydrotestosteron anspricht, wodurch sich weibliche äußere Geschlechtsorgane entwickeln. Die inneren weiblichen Geschlechtsorgane (Uterus und Tuben) fehlen, Hodengewebe ist vorhanden. Häufig suchen die Patienten einen Arzt auf, *weil die Menstruation ausbleibt* bzw. sie *unfruchtbar* sind.

Anatomie und Embryologie

Fall 45

Anamnese

Eine 31-jährige Frau klagt nach einem Unfall über Schmerzen im rechten Fuß. Sie berichtet, dass ihr bei einem Fußballspiel eine andere Spielerin auf den Fuß getreten sei und sie seitdem Schmerzen habe. Ansonsten ist die Anamnese unauffällig.

Körperliche Untersuchung

Die Patientin hat im rechten Fuß keine Bewegungseinschränkung, normale motorische Funktionen und keinen Sensibilitätsverlust. Der Fußrücken ist druckschmerzhaft. Schema der Fußknochen: siehe Abb. 45.1.

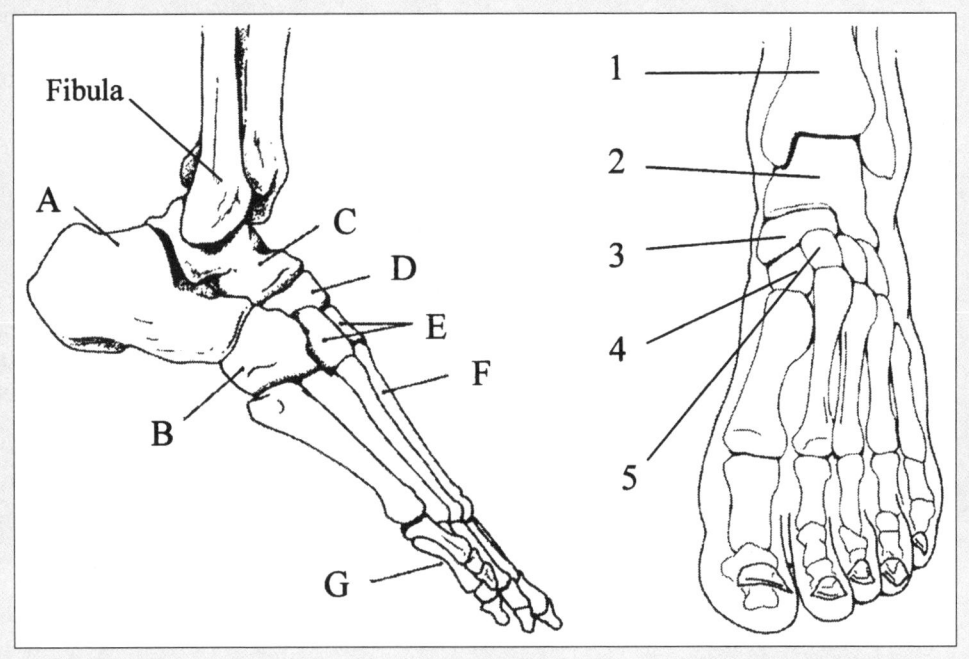

Abb. 45.1: Fußknochen.
Aus: Hunter, S.C./DeLoach, J.G./McLean, R.B: „Foot problems." In Mellion, M.B. et al. (eds.): Team Physician's Handbook, 3rd ed. Philadelphia, Hanley & Belfus, 2002, p. 536; mit Genehmigung.

Fragen

- Benennen Sie die Strukturen A–G und 1–5.
- Welcher Knochen bildet den Malleolus medialis, welcher den Malleolus lateralis?
- Den Puls welcher Arterie kann man hinter dem Malleolus medialis palpieren?
- Den Puls welcher Arterie kann man an der medialen Seite des Fußrückens palpieren? Aus welcher größeren Beinarterie entspringt diese Arterie?

Thema — Knochen des Fußes und des Knöchels

Diskussion

Das Fußgelenk wird von Tibia, Fibula und **Talus** (C, 2) gebildet. Der Talus artikuliert mit dem **Calcaneus** (A, Fersenbein) und dem **Os naviculare** (D, 3), der Calcaneus außerdem mit dem **Os cuboideum** (B) und dem Os naviculare. Die **Ossa cuneiforme** mediale (4), intermedium (E, 5) und laterale (E) sind Ossa tarsi und bilden mit den Ossa metatarsalia (E) die *Tarsometatarsalgelenke*. Die Ossa metatarsalia bilden mit den proximalen Phalangen die *Metatarsophalangealgelenke*. Der erste Zeh hat eine Phalanx proximalis und eine Phalanx distalis, die anderen Zehen haben außerdem eine Phalanx media.

Der *Malleolus lateralis* ist ein Teil der Fibula und hat dorsal eine Fossa für die Sehnen der Mm. fibularis longus et brevis. Der *Malleolus medialis* ist ein Teil der Tibia (1), er hat auf der Facies posterior einen Sulcus malleolaris für die Sehnen der Mm. tibialis posterior und flexor digitorum longus. Hinter dem Malleolus medialis kann man den Puls der **A. tibialis posterior** tasten, die unter dem Retinaculum flexorum und zwischen M. flexor digitorum longus und M. flexor hallucis longus verläuft.

Die A. poplitea entlässt gleich unterhalb des Knies die **A. tibialis anterior** und teilt sich kurz darauf in die **A. tibialis posterior** und die **A. fibularis**. Die **A. dorsalis pedis** ist die Fortsetzung der A. tibialis anterior, sie verläuft auf dem Fußrücken zwischen den Sehnen des M. extensor hallucis longus und des M. extensor digitorum longus. Sie lässt sich lateral von der Sehne des M. extensor hallucis longus palpieren.

Gut zu wissen

Die *A. femoralis* lässt sich in der Mitte zwischen der Spina iliaca anterior superior und Tuberculum pubicum in der Leiste palpieren. Auf Höhe der Stelle, an der die A. femoralis zu tasten ist, liegen *von lateral nach medial*: N. femoralis, A. femoralis, V. femoralis (Merke: IVAN = innen Vene, Arterie, Nerv). Die *A. poplitea* kann man in der Fossa poplitea palpieren.

Anatomie und Embryologie

Fall 46

Anamnese

Ein drei Monate altes Mädchen wird von seiner Mutter wegen wiederholter Atemwegsinfektionen und chronischem Husten zu Ihnen gebracht. Seit seiner Geburt hatte das Mädchen bereits drei Atemwegsinfektionen. Zweimal handelte es sich um eine Pneumonie aufgrund einer Pseudomonas-aeruginosa-Infektion. Die Mutter berichtet auch, dass ihr Kind „nach Salz" schmecke. Die Körpergröße ist seit der Geburt unter dem Normalwert. Aus der Familienanamnese ist bekannt, dass eine Tante mütterlicherseits und ein Onkel väterlicherseits bereits in jungem Alter an Atemwegsinfektionen gestorben sind.

Körperliche Untersuchung

Während der Untersuchung hat das Mädchen einen produktiven Husten und bei der Auskultation hören Sie Rasselgeräusche mit Bronchialatmen in der rechten Lunge. Das Mädchen hustet ein zähes, dickes, grün gefärbtes Sputum aus. Auf seiner Haut sind kleine Salzkristalle zu erkennen, es wirkt dehydriert.

Labor

Cl im Schweiß: erhöht
Trypsin im Serum: erhöht
Röntgenthorax: Pneumonie der rechten Lunge

Fragen

- Welche Erkrankung ist vermutlich die Ursache für die Symptome des Kindes?
- Wie wird diese Erkrankung vererbt?
- Wie ist die Pathophysiologie dieser Erkrankung?
- Welche Organsysteme sind betroffen?

Thema: Mukoviszidose (Zystische Fibrose)

Diskussion

Die Mukoviszidose wird **autosomal-rezessiv** vererbt, Ursache ist eine Mutation eines Gens auf Chromosom 7, die dazu führt, dass als pathologisches Genprodukt das **zystische-Fibrose-Transmembran-Regulator-(CFTR-)Protein** entsteht. Aufgrund dessen sind die Chloridkanäle defekt. Es wurden mehr als 600 Mutationen identifiziert, aber in 70% der Fälle handelt es sich um eine Deletion von drei Aminosäuren, die für Phenylalanin kodieren (Delta-F508-Mutation).

Es kommt zur Bildung abnorm **zäher Schleimsekrete** der Schweißdrüsen und der Drüsen im **Respirations-, Gastrointestinal- und Reproduktionssystem.** Die Mukoviszidose ist die häufigste tödliche, angeborene Stoffwechselkrankheit bei Weißen (Frequenz 1 : 3000 bei Weißen vs. 1 : 15000 bei Schwarzen). Aufgrund der verbesserten Diagnosemöglichkeit, eines früheren Behandlungsbeginns und einer effektiveren Therapie haben die Patienten inzwischen eine Lebenserwartung von **knapp über 30 Jahren.**

Befunde

Wenn eine Mutter bei der Anamnese erzählt, dass ihr Kind **„nach Salz" schmecke,** sollte man sofort an eine Mukoviszidose denken. Typisch sind auch Atemwegsinfektionen mit Staphylococcus aureus und Pseudomonas aeruginosa. Häufig haben die Patienten einen chronischen Husten und mangelhafte Gewichtszunahme. Eine exokrine Pankreasinsuffizienz, die auch häufig vorkommt, kann zu Diabetes mellitus und/oder **Malabsorption** (insbesondere der fettlöslichen Vitamine A, D, E und K) führen.

Diagnose und Therapie

Ein erhöhter Cl-Gehalt im **Pilokarpin-Iontophorese-Schweißtest** legt die Diagnose nahe. Sie wird durch einen **DNA-Test** bestätigt, der die spezifische Mutation nachweist. Der Nachweis ist bereits intrauterin möglich. Das **Serumtrypsin** ist bei Neugeborenen, die eine Mukoviszidose haben, erhöht. In den meisten Fällen wird die Erkrankung im Säuglingsalter festgestellt. Die Behandlung erfolgt symptomatisch: Atemwegstherapie (Drainage des Bronchialsekrets, evtl. Sauerstofftherapie), antibiotische Therapie von Atemwegsinfekten, Substitution von Pankreasenzymen, Zufuhr der fettlöslichen Vitamine. Obwohl eine Gentherapie grundsätzlich möglich scheint, da nur ein einziges Gen betroffen ist, ist eine Heilung bisher allerdings noch nicht möglich.

Gut zu wissen

50% der Frauen und fast alle Männer sind aufgrund einer Obstruktion der Vasa deferentia mit zähem Sekret **infertil.**

Die Patienten können eine **pulmonale Hypertonie** und eine Rechtsherzinsuffizienz (**Cor pulmonale**) entwickeln und sterben schließlich an Ateminsuffizienz.

Patienten mit Mukoviszidose können u.a. folgende Krankheiten entwickeln: **Mekonium-Ileus** (eine Obstruktion der Darmwege durch zähes Mekonium) und eine **biliäre Zirrhose** (eine chronische Obstruktion der Gallengänge durch zähes Schleimsekret), die zu einer portalen Hypertonie und Ösophagusvarizen führt.

Anatomie und Embryologie

Fall 47

Anamnese

Ein 68-jähriger Mann klagt beim Sport über Schwäche im Arm und Schwindel. Bei dem Patienten ist eine Atherosklerose bekannt, er berichtet, dass seine Symptome vor ein paar Monaten begonnen hätten und seitdem immer schlimmer geworden seien. Immer wenn er seinen Arm längere Zeit einsetze, ermüde der Arm und schmerze und dem Patienten werde schwindlig.

Körperliche Untersuchung

Der Blutdruck im linken Arm liegt um 40 mmHg unter dem auf der rechten Seite gemessenen Wert, und Sie hören links supraklavikulär ein Strömungsgeräusch.

Weitere Untersuchungen

Angiogramm: fast vollständige Okklusion des Abgangs der linken A. subclavia und Strömungsumkehr in der linken A. vertebralis

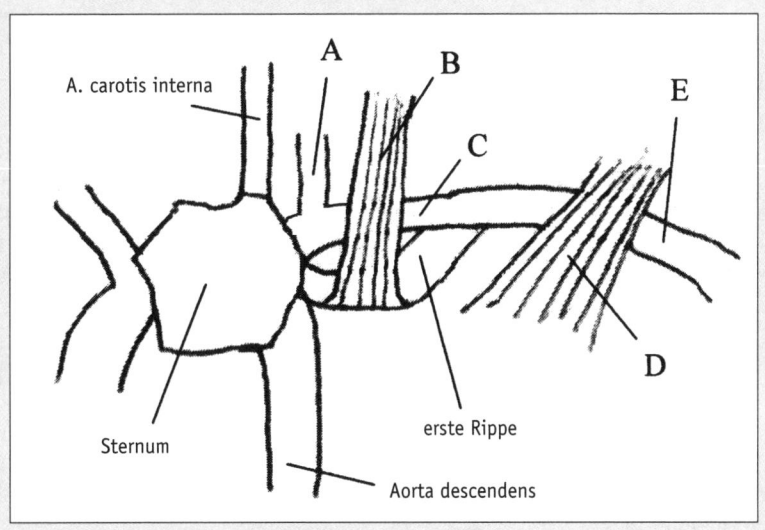

Abb. 47.1: Schematische Darstellung der A. subclavia und A. axillaris

Fragen

- Welche Struktur in der Abb. ist die A. vertebralis?
- Welche Struktur ist die A. axillaris, welche die A. subclavia?
- Wie heißen die Muskeln, die die A. subclavia und A. axillaris in drei Abschnitte teilen?
- Welche der Arterien in der Zeichnung versorgt die ersten beiden Aa. intercostales posteriores?

Thema A. subclavia und A. axillaris

Diskussion

Die rechte **A. subclavia** entspringt aus dem Truncus brachiocephalicus, die linke entspringt direkt aus dem Arcus aortae. Die A. subclavia (C) wird üblicherweise durch den **M. scalenus anterior** (B), der vor der Arterie liegt, in einen ersten, zweiten und dritten Abschnitt eingeteilt. Am lateralen Rand der ersten Rippe, über die sie zieht, geht sie in die A. axillaris über.

Die **A. axillaris** (E) wird durch den **M. pectoralis minor** (D), der vor der Arterie am Processus coracoideus ansetzt, in drei Abschnitte unterteilt. Die A. axillaris endet am unteren Rand des M. teres major, wo sie in die **A. brachialis** übergeht. Die Äste der A. axillaris sind die A. thoracica superior (erster Abschnitt), die A. thoracoacromialis, die A. thoracica lateralis (zweiter Abschnitt), die A. subscapularis und die A. circumflexa humeri posterior (dritter Abschnitt).

Die Hauptäste der **A. subclavia** sind der Truncus costocervicalis, die **A. vertebralis** (A), die A. thoracica interna und der Truncus thyrocervicalis. Die ersten beiden Aa. intercostales posteriores entspringen aus der A. intercostalis suprema, die ein Ast des Truncus costocervicalis (aus der A. subclavia) ist. Die V. subclavia und die V. axillaris verlaufen vor und unter den entsprechenden Arterien.

Befunde

Da die A. vertebralis einer der beiden Äste der A. subclavia ist, kann eine proximale Okklusion der A. subclavia (oder rechts des Truncus brachiocephalicus) zu einer Strömungsumkehr in der A. vertebralis führen, wodurch eine Blutversorgung des Armes ermöglicht werden soll. Das resultierende klinische Bild nennt man **Subclavian-Steal-Syndrom.** Es kann zu Schwäche und Schmerzen im Arm und zu Symptomen einer Ischämie im zerbralen Blutkreislauf führen, z. B. Schwindel oder Synkope. Zwischen beiden Armen findet sich eine Blutdruckdifferenz, ein supraklavikuläres Strömungsgeräusch kann vorhanden sein.

In der Regel erfolgt eine **operative Therapie.**

Gut zu wissen

Die A. brachialis teilt sich in die A. ulnaris und die A. radialis. Den Puls der A. brachialis kann man in der medialen Bizepsfurche palpieren. Den Puls der A. radialis palpiert man auf der radialen Seite am Handgelenk und den Puls der A. ulnaris palpiert man auf gleicher Höhe, aber auf der ulnaren Seite.

Anatomie und Embryologie

Fall 48

Anamnese

Eine 22-jährige Frau klagt über ständigen Juckreiz und ständiges Laufen der Nase. Sie habe auch einen Husten, der jedes Mal im Frühling und Sommer stärker werde. Die Symptome hätten schon vor Jahren begonnen, sie habe aber bisher keinen Arzt aufgesucht. Ihre bisherige Krankengeschichte ist unauffällig. Sie nimmt keine Medikamente regelmäßig ein, berichtet aber, dass auf Antihistaminika, die sie sich bei Bedarf selbst kaufe, sich ihre Symptome besserten. In der Familie ist Asthma bekannt.

Körperliche Untersuchung

Die Patientin hat eine Rhinitis und ein leichtes endexspiratorisches Giemen. Die Schleimhaut der Nase und des Rachens ist gerötet. Die Verdachtsdiagnose ist eine Allergie.

Labor

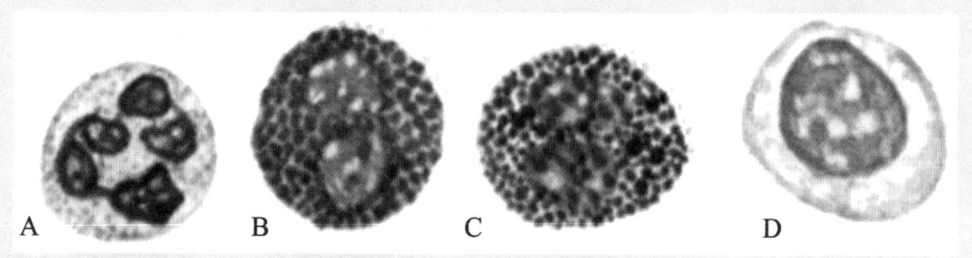

Abb. 48.1: Zellen im peripheren Blutausstrich.
Aus: Guyton, A.C.: „Blood cells, immunity, and blood clotting." In Guyton Textbook of Physiology, 8th ed. Philadelphia, WB Saunders, 1991, p. 366; mit Genehmigung.

Fragen

- Wie heißt die Zelle A? Sie ist der häufigste Leukozyt im Blut.
- Wie heißt die Zelle B? Sie hat zahlreiche rötliche Granula, die basische Proteine enthalten. Die Anzahl dieser Zellen ist bei der Patientin erhöht.
- Wie heißt die Zelle C? Sie hat zahlreiche bläuliche Granula, die Heparin und Histamin enthalten.
- Wie heißt die Zelle D? Sie kann sich in einen Makrophagen verwandeln.

Thema   Leukozyten

Diskussion

Es gibt sechs größere Gruppen von Leukozyten (weißen Blutkörperchen): Neutrophile (Granulozyten), Eosinophile (Granulozyten), Basophile (Granulozyten), Monozyten, Lymphozyten und Plasmazellen (aktvierte B-Lymphozyten).

Befunde

Neutrophile, Eosinophile und Basophile sind polymorphkernige Zellen, sie haben alle einen in zwei oder mehr Lappen unterteilten Kern. Da sie alle spezifisch anfärbbare Granula besitzen, werden sie als Granulozyten bezeichnet.
Die **Neutrophilen** (A) sind mit einem Anteil von ca. 60 % die häufigsten Leukozyten im Blut. Sie stellen die erste Abwehrbarriere gegen Infektionen dar und sind die „Arbeitstiere" des Immunsystems, indem sie durch Phagozytose Bakterien und andere Antigene zerstören.
Die **Eosinophilen** (B) haben Granula, die mit eosinophilen Farbstoffen anfärbbar sind, sie erscheinen im HE-Bild rot, da ihre Granula basische Proteine enthalten. Sie spielen eine wichtige Rolle bei der Abwehr von Parasiten (z. B. Nematoden).
Die **Basophilen** (C) haben bläulich gefärbte Granula, die *Histamin* und *Heparin* enthalten. Basophile und Mastzellen haben eine ähnliche Funktion, nur dass die Basophilen im Blut zirkulieren, während die **Mastzellen** gewebeständig sind. Wenn die Basophilen stimuliert werden, kann es zu einer schweren Entzündung und einem anaphylaktischen Schock kommen.
Die **Monozyten** (D) und die Lymphozyten (ohne Abbildung) haben keine Granula, und ihre Kerne sind nicht segmentiert. Die Monozyten sind die unreife Form der **Makrophagen** und zirkulieren im Blut. Wenn die Monozyten durch Entzündungsmediatoren aktiviert werden, wandern sie durch die Kapillarwand in das Bindegewebe, wo sie sich zu Makrophagen differenzieren. Die Makrophagen spielen eine Rolle bei der Phagozytose, bei der Antigenpräsentation und bei der Produktion von Zytokinen, insbesondere von *Interleukin-1* und *TNF* (Tumornekrosefaktor). **Histiozyten** sind Makrophagen im lockeren Bindegewebe der Haut, **Kupffer-Zellen** sind die Makrophagen in der Leber (Endothelzellen der Lebersinusoide), **Osteoklasten** sind die Makrophagen im Knochengewebe, und die **Mikroglia** sind die Makrophagen des ZNS.

Gut zu wissen

Die **Lymphozyten** entwickeln sich aus einer anderen Stammzelle als die anderen Leukozyten, sie sind lymphozytären Ursprungs im Gegensatz zu den anderen Leukozyten, die von Myelozyten abstammen. Aus diesem Grund teilt man die Leukämien in lymphatische und myeloische Leukämien ein.

Anatomie und Embryologie

Fall 49

Anamnese

Eine 25-jährige Frau sucht Ihre Praxis auf, weil sie glaubt, dass sie unfruchtbar ist. Bisher hatte sie keine Menstruation und versucht, seit fünf Jahren erfolglos schwanger zu werden. Ihre bisherige Krankengeschichte und die Familienanamnese sind unauffällig. Die Patientin nimmt keine Medikamente ein und hatte bisher noch keine Operation.

Körperliche Untersuchung

Bei der Untersuchung des kleinen Beckens lässt sich der Uterus nicht tasten. Ansonsten ist der Untersuchungsbefund unauffällig. Ein MRT des Beckens bestätigt, dass der Uterus fehlt.

Fragen

- Orden Sie die Strukturen des Erwachsenen den embryonalen Strukturen zu, aus denen sie entstehen (die mit Buchstaben gekennzeichneten Strukturen können mehr als einmal oder gar nicht zugeordnet werden):

    1. Epididymis
    2. Harnblase
    3. Labia majora
    4. Uterus
    5. Samenbläschen
    6. Ureter

    A. Genitalwülste
    B. Ductus paramesonephricus (Müller'scher Gang)
    C. Sinus urogenitalis
    D. Ductus mesonephricus (Urnierengang, Wolff'scher Gang)
    E. Gubernaculum testis

- Ordnen Sie die weiblichen Strukturen den ihnen entsprechenden männlichen embryonalen Strukturen zu (jeder Buchstabe entspricht nur einer Ziffer).

    1. Glandula paraurethralis
    2. Labia majora
    3. Glans penis
    4. Bartholinische Drüsen
    5. Labia minora
    6. Vagina und Uterus
    7. Gartner'scher Gang
    8. Testis

    A. Utriculus prostaticus
    B. Ovar
    C. Ventralseite des Penis
    D. Glandulae bulbourethrales
    E. Clitoris
    F. Prostata
    G. Epididymis
    H. Scrotum

Lösung:
Erste Frage: 1D, 2C, 3A, 4B, 5D, 6D
Zweite Frage: 1F, 2H, 3E, 4D, 5C, 6A, 7G, 8B

Thema: Embryologie des Urogenitalsystems

Diskussion

Das Harn- und das Genitalsystem (Urogenitalsystem) entwickeln sich gemeinsam in einem komplexen Ablauf, wobei es entsprechend dem Geschlecht zum Wachstum und zur Rückbildung verschiedener Strukturen kommt.

Beim Mann spielt der **Ductus mesonephricus (Urnierengang, Wolff'scher Gang)** eine zentrale Rolle in der Entwicklung der Geschlechtsorgane, bei der Frau der **Ductus paramesonephricus (Müller'scher Gang)**.

Embryonale Struktur	Derivat beim Mann	Derivat bei der Frau
Urnierenkanälchen und Urnierengang (Ductus mesonephricus, Wolff'scher Gang)[1]	Epididymis, Vas deferens, Samenbläschen, Ductus ejaculatorius	Gartner'scher Gang, Epoophoron, Paroophoron
Ductus paramesonephricus (Müller'scher Gang)	Appendix testis, Utriculus prostaticus	Uterus, Cervix uteri, Tuba uterina, oberes Drittel der Vagina
Sinus urogenitalis[2]	Prostata, Cowper'sche Drüsen	Vagina; Urethra, Glandulae paraurethrales, Bartholin'sche Drüsen
Tuberculum genitale/Penis	Penis	Clitoris
Urogenitalleiste	Ventrale Seite des Penis	Labia minora
Labioskrotalschwellungen	Scrotum	Labia majora

[1] Aus dem Urnierengang entwickeln sich bei beiden Geschlechtern indirekt über die Ureterknospe (die sich aus dem Urnierengang entwickelt) auch die Ureteren und das Nierensammelröhrchensystem.
[2] Aus dem Sinus urogenitalis entwickeln sich bei beiden Geschlechtern auch die Harnblase und die Urethra.

Entsprechende anatomische Strukturen bei beiden Geschlechtern	
Beim Mann	**Bei der Frau**
Testes	Ovarien
Epididymis	Gartner'scher Gang
Utriculus prostaticus	Uterus und Vagina
Prostata	Glandulae paraurethrales
Cowper'sche Drüsen (Glandulae bulbourethrales)	Bartholin'sche Drüsen
Penis	Clitoris
Ventralseite des Penis	Labia minora
Scrotum	Labia majora

Gut zu wissen

Auf dem Y-Chromosom liegt ein Gen, das für den **Hoden-determinierenden-Faktor** kodiert, der dafür verantwortlich ist, dass sich die Keimdrüsen zu Hoden entwickeln. Bei Abwesenheit dieses Faktors entwickeln sich Ovarien aus den Keimdrüsen. Die Sertoli-Zellen des Hodens produzieren den **Müller-Inhibitionsfaktor,** der dafür verantwortlich ist, dass sich die Müller'schen Gänge zurückbilden. Bei Fehlen dieses Faktors bleiben sie bestehen und entwickeln die weiblichen anatomischen Strukturen.

Um die Störung dieser Patientin zu diagnostizieren, sind weitere Untersuchungen erforderlich. Möglicherweise handelt es sich um das Syndrom der **testikulären Feminisierung (komplette Androgenresistenz).** Die Patienten haben einen XY-Karyotyp, sind aber phänotypisch weiblich, d.h. sie haben Brustdrüsengewebe, eine vergrößerte Klitoris und eine Vagina, aber keinen Uterus und keine Ovarien. Es liegt eine primäre Amenorrhö vor.

Anatomie und Embryologie

Fall 50

Anamnese

Ein 2-jähriges Kind wird mit Bauchschmerzen und Erbrechen in die Notaufnahme gebracht. Die Symptome hätten gestern begonnen und seien seitdem immer schlimmer geworden. Das Kind hatte bisher keine nennenswerte Erkrankung und war gesund, es nimmt keine Medikamente ein. Die Familienanamnese ist unauffällig.

Körperliche Untersuchung

Der Patient hat einen abdominalen Druckschmerz, eine Abdomenübersichtsaufnahme weist auf eine Darmobstruktion hin. Der Patient wird operiert und der Chirurg legt die Bauchhöhle frei. Es findet sich eine Darmobstruktion, die mit einer pathologischen Ausstülpung des distalen Ileums, das über einen fibrösen Strang mit der vorderen Bauchwand verwachsen ist, in Verbindung zu stehen scheint (Abb. 50.1).

Labor

Elektrolyte: normal

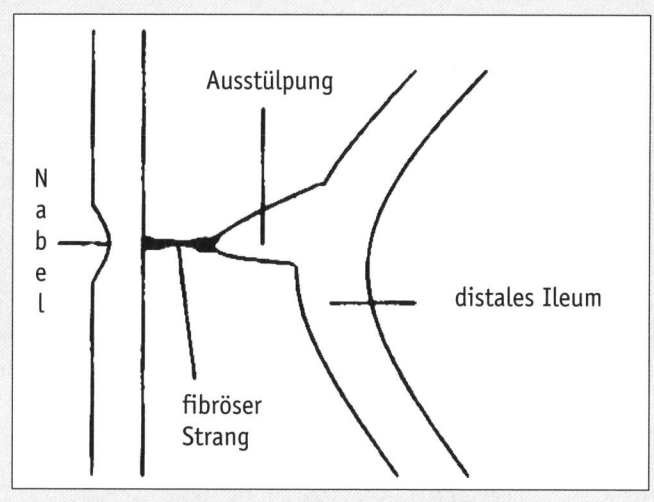

Abb. 50.1: Schema der pathologischen Veränderung.

Fragen

- Wie nennt man die pathologische Ausstülpung?
- Aus welcher embryologischen Struktur leitet sie sich ab? Welche zwei Strukturen verbindet sie im Uterus?
- Wie häufig und an welcher Stelle tritt die Störung typischerweise auf?
- Welche Komplikationen kann dieses embryonale Überbleibsel verursachen?

Thema: Meckel-Divertikel

Diskussion

Das Meckel-Divertikel ist ein Überbleibsel des **Dottergangs.** Beim Embryo verbindet diese Struktur den Mitteldarm mit dem **Dottersack.** Der Dottergang tritt zusammen mit dem *Haftstiel* (der sich zur Nabelschnur entwickelt) durch den *Umbilikalring* und ist ein Teil der **primitiven Nabelschnur.** Normalerweise bildet sich der Dottersack im Uterus zurück bzw. obliteriert.

Bei ca. **2%** der Bevölkerung bleibt ein kleiner Teil des Dottergangs erhalten und bildet das Meckel-Divertikel, das ca. **50 cm** von der Ileozäkalklappe entfernt *auf der vom Mesenterium abgewandten Seite des distalen Ileums* liegt. Oft haben die Patienten keine Symptome bis zum Alter von 2 Jahren. Bei männliche Säuglingen treten Symptome **doppelt so häufig** auf wie bei weiblichen Säuglingen.

Befunde

Die Patienten können einen *Ileus* haben, insbesondere wenn (wie in diesem Fall) ein fibröser Strang das Divertikel mit der vorderen Bauchwand verbindet. Das Divertikel kann auch *versprengte (heterotope) Magenschleimhaut* enthalten, wodurch es zu Blutungen, Ulcera und Perforation kommen kann.

Wenn der gesamte Dottergang persistiert und offen bleibt, liegt eine *Dottergang- oder Nabelfistel* vor, durch die **Fäzes am Nabel austreten** kann.

Therapie

Das Meckel-Divertikel oder eine Fistel werden operativ behandelt. In asymptomatischen Fällen (am häufigsten!) ist keine Behandlung erforderlich.

Gut zu wissen

Im ersten Trimenon kommt es in utero zu einem physiologischen Nabelbruch des Mitteldarms aus der Bauchhöhle. Die Darmschlingen treten zurück in die Bauhöhle und drehen sich um **270° gegen den Uhrzeigersinn,** wobei sie die Lage wie beim Erwachsenen einnehmen. Ein Teil dieser Drehung läuft außerhalb, ein Teil innerhalb der Bauchhöhle ab. Es kann zu **Störungen der Darmdrehung** kommen, wenn die Darmschlingen sich nicht oder nicht vollständig drehen. Als Resultat liegen Darmsegmente auf der falschen Seite, z.B. das Caecum auf der linken Seite statt auf der rechten.

Zu einer **Omphalozele** kommt es, wenn die Darmschlingen in utero nicht wieder aus der Nabelschnur in die Bauchhöhle zurücktreten. Die ausgetretenen Darmschlingen zeigen sich bei der Geburt als große Anschwellung in der Nabelschnur. Die Darmschlingen sind nur von Amnion, nicht aber von Haut oder Abdominalmuskeln bedeckt. Um die Schlingen in die Peritonealhöhle zurückzuverlagern, ist eine Operation erforderlich.

Inhaltsverzeichnis

Fall 1	Das Gehirn im MRT	
Fall 2	Sichelzellanämie	
Fall 3	(Ullrich-)Turner-Syndrom	
Fall 4	Fallot-Tetralogie	
Fall 5	Bitemporale Hemianopsie aufgrund eines Hypophysenprolaktinoms	
Fall 6	Fetaler Kreislauf	
Fall 7	Hand- und Handgelenksknochen	
Fall 8	Karpaltunnelsyndrom mit Kompression des N. medianus	
Fall 9	N. radialis und N. ulnaris	
Fall 10	Periphere Fazialisparese (Bell-Parese)	
Fall 11	Rotatorenmanschette	
Fall 12	Down-Syndrom oder Trisomie	
Fall 13	Porta hepatis	
Fall 14	Alkoholembryopathie	
Fall 15	Canalis inguinalis und Leistenhernien	
Fall 16	Di-George-Syndrom	
Fall 17	Beckenanatomie im Röntgenbild	
Fall 18	Neuralrohrdefekt	
Fall 19	Rhesusinkompatibilität und Morbus haemolyticus neonatorum (fetale Erythroblastose)	
Fall 20	Portale Hypertension (Pfortaderhochdruck)	
Fall 21	Anatomie der Wirbelsäule	
Fall 22	Nervus vagus (X)	
Fall 23	Offener Ductus arteriosus (Botalli)	
Fall 24	Syringomyelie	
Fall 25	Thalassämie	
Fall 26	Bandscheibenvorfall in der Lendenwirbelsäule	
Fall 27	Aorta abdominalis und ihre Abgänge	
Fall 28	Nervus trigeminus (V)	
Fall 29	Pars thoracica aortae und Aortenisthmusstenose	
Fall 30	Intrauterine Infektionen und TORCH-Komplex	
Fall 31	Herzsepten und Septumdefekte	
Fall 32	Neurofibromatose	
Fall 33	Erbliche Neoplasien	
Fall 34	Circulus arteriosus cerebri (Circulus Willisii)	
Fall 35	Innervation des Auges	
Fall 36	Anatomie im Abdomen-CT	
Fall 37	Hämophilie und Gerinnungskaskade	
Fall 38	N. vestibulocochlearis (VIII. Hirnnerv)	

Fall 39	Neuroembryologie	**Fall 45**	Knochen des Fußes und des Knöchels
Fall 40	Innervation des Unterschenkels	**Fall 46**	Mukoviszidose (Zystische Fibrose)
Fall 41	Ösophagotrachealfistel (Tracheoösophagealfistel)	**Fall 47**	A. subclavia und A. axillaris
Fall 42	Schädelknochen und Foramina	**Fall 48**	Leukozyten
		Fall 49	Embryologie des Urogenitalsystems
Fall 43	Plexus brachialis		
Fall 44	Klinefelter-Syndrom	**Fall 50**	Meckel-Divertikel

Adam Brochert

Anatomie und Embryologie von Fall zu Fall